中药材加工、鉴质实用技术

周志杰　谷佳林　尹　鑫　主编

中国农业大学出版社
·北京·

内 容 简 介

全书分总论和各论两部分。其中,总论部分又分三章,重点介绍了中药的命名、分类、采集、加工、鉴定等项内容的基本知识。各论部分根据当前市场变化选编了七十余种药材,按商品分类(药用部分分类)顺序,分别对每种药材介绍了别名、来源、识别特证、生长环境、产地、采收季节、加工方法、药材鉴别、商品质量要求、包装保管、功用等内容。

图书在版编目(CIP)数据

中药材加工、鉴质实用技术 / 周志杰,谷佳林,尹鑫主编 . —北京:中国农业大学出版社,2019.8
ISBN 978-7-5655-2247-5

Ⅰ.①中…　Ⅱ.①周…②谷…③尹…　Ⅲ.①中药加工②中药鉴定学　Ⅳ.①R282.4②R282.5

中国版本图书馆 CIP 数据核字(2019)第 168317 号

书　　名	中药材加工、鉴质实用技术
作　　者	周志杰　谷佳林　尹　鑫　主编

策划编辑	王笃利　张　玉	责任编辑	张　玉
封面设计	郑　川		
出版发行	中国农业大学出版社		
社　　址	北京市海淀区学清路甲 38 号	邮政编码	100083
电　　话	发行部 010-62818525,8625	读者服务部 010-62732336	
	编辑部 010-62732617,2618	出 版 部 010-62733440	
网　　址	http://www.caupress.cn	**E-mail** cbsszs@cau.edu.cn	
经　　销	新华书店		
印　　刷	北京时代华都印刷有限公司		
版　　次	2019 年 8 月第 1 版　　2019 年 8 月第 1 次印刷		
规　　格	880×1 230　32 开本　5.125 印张　130 千字		
定　　价	28.00 元		

编 委 会

序

中华医药是我国传统文化灿烂宝库中的重要组成部分,是中华民族五千年优秀文化历史沉淀的结晶,是现今世界上保留最完整的传统医学体系。当前,中国特色社会主义进入新时代,下一步将加快实施健康中国战略,大力推进乡村振兴战略,积极推进供给侧结构性改革,满足人民群众对健康美好生活的需求,这使得中医药事业所承载的基础保障、发展支撑功能日益凸显。

承德中医中药历史悠久,曾是"御用药庄",文化底蕴厚重,资源禀赋独特,立体气候鲜明。承德地区经营的中药材有 260 多种,有培育种植中药材的良好条件和群众基础,是河北省燕山中药材核心示范区,也是久负盛名的道地中药材"热河黄芩"的主要产地。2010 年以来,承德市委、市政府把中药材产业作为引领区域经济发展的特色支柱产业来抓,不断加大中药材产业规模化、产业化发展的政策支持力度,不断注入新动能,产业发展迎来前所未有的蓬勃景象。全市种植万亩以上的中药材品种有黄芩、苍术、黄芪、桔梗、苦参、板蓝根等,总面积达 80 万亩,居河北省首位。初步形成了以建设燕山中药材经济核心示范区为引领,标准化种植为示范,以良种繁育、生态种植为基础，产地加工为延伸，三产融合为方向，健康国民、休闲养生为目标的全产业链模式的现代化中药材产业发展格局。

中药材作为特殊商品，为确保其质量安全，产地加工已成为破解制约中药材产业发展瓶颈的重要手段。面对供给侧结构性调整的新态势，为解决好中药材生产加工过程中的技术支撑问题，国家《中药材保护和发展规划 2015—2020》中明确提出大力发展中药材产地"趁鲜切制和精深加工"。因此趁鲜加工的品种范围应逐步扩大，中药材的初加工、深加工、科学炮制、储存管理等已提上日程。《国家中医药法》中则明确指出："国家制定中药材种植、养殖、采集、贮存和初加工的技术规范、标准，加强对中药材生产流通全过程的质量监督管理，保障中药材质量安全。"因此，探索中药材产地加工规范管理措施，正视中药产地加工的重要性，扩大产地加工品种范围，规范产地加工管理，对于有效地解决中药材异域加工导致的有效成分流失，保证产品质量，提高人民健康水平都有重要意义。

中药材作为农产品与生产地域关系密切，生产过程长，流程复杂；作为药品，它又承担着治病救人的功能，药品质量缺陷会导致延误病情等严重后果。药材与饮片是两个截然不同的产品，药材是中医药物疗法的物质基础，但药材不入中医处方，入中医处方的是饮片。说到产地加工，不是放任农民自行切饮片，更不是鼓励农民小作坊式切饮片，而是在药材集中产地建设规范化、标准化的药材加工厂。让农民到饮片加工厂，经过业务培训成为饮片厂工人，按规范流程进行生产加工。通过技术升级，实现"一名、一物、一码"，逐步实现中药材"身份证"制度，构建我国中药质量溯源体系，确保中药材产地加工全程可控,不断推进中药材生产、产地加工和流通设施现代化。

随着我国改革开放进一步深化,中医药发展振兴迎来天时、地利、人和的历史机遇,切实把中医药这一祖先留给我们的宝贵财富传承好、发展好、利用好,是农林科研部门的重要使命和担当。为此,承德市农林科学院组织从事中药材生产、加工方面的专家和科研人员,在吸取前人智慧和经验的基础上,立足承德中药材产业发展需求,对较为常用的 77 种中药材在种植、采收、加工、炮制、鉴别等方面的经验,进行了缜密的整理、归纳,撰写了《中药材加工、鉴质实用技术》一书。

作为一册工具书,希望该书能在推进健康中国战略、乡村振兴战略;在推进绿色发展、美丽乡村建设、精准扶贫的伟大实践中,开卷有益,践法得道,这乃是编者初衷。

是为序。

郭玉林

2019 年 6 月

前 言

　　承德历史上曾是"御用药庄",文化底蕴厚重,资源禀赋独特,立体气候鲜明。承德地区经营的中药材有 260 多种,有培育种植中药材的良好条件和群众基础,是河北省级燕山中药材核心示范区,也是久负盛名"热河黄芩"等道地药材的重要产地。近年来,人工栽培的"热河黄芩"、柴胡、北苍术、黄芪、金莲花等中药材在国内外享有盛誉,已上升为区域经济的主导产业之一。为给蓬勃发展的中药材产业提供强有力的科技支撑,稳定中药材品质,塑造燕山区域中药材品牌,完善和壮大区域中药产业链条,实现中药材产业可持续发展,正视中药材产地鉴质、加工已成为必须要面对的重要课题。为解决中药材生产企业和中药材种植合作社在中药材产地加工、质量检验过程中遇到的困难,把好质量关,规范产地加工管理,降低运输与加工成本,增加药农收入,根据药典标准来源项中,关于相关中药材应趁鲜加工的描述和《国家中医药发展战略规划纲要》中提出的"构建现代中药材流通体系。制定中药材流通体系建设规划,建设一批道地药材标准化、集约化、规模化和可追溯的初加工与仓储物流中心"的要求,承德市农林科学院药用动植物研究所组织专业人员,针对当前中药材鉴质、加工中的实际需要,编写了《中药材加工、鉴质实用技术》一书。该书内容丰富、通俗易懂、实用性强,为中药材加工、鉴质解疑释惑提供了较好的参照系。

本书在编写过程中,得到了承德市中药行业的专家张学文老师的大力支持和指导。张老师从事中草药资源考察、生产科研、质量检验工作近 40 年,理论造诣深厚,实践经验丰富,对本书编写付印倾注了大量心血和心智。在此,深表谢意。同时,感谢李福泉老师为本书创意、设计倾注了极大热忱。本书在编撰过程中,还得到了北京市农林科学院资源环境研究所、承德市现代农业发展促进会、承德市老干部科技工作者协会农业分会、承德市科技局及众多行业前辈的鼎力支持,在此一并表示诚挚的感谢。

由于经验不足,水平所限,书中难免有不妥之处,望行业同仁和读者赐教斧正。

编　者

2019 年 6 月

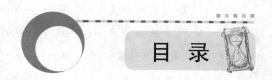

目 录

总 论

各 论

总　论

第一章　中药的命名和分类

第一节　什么是药、什么是中药、什么是草药

一、什么是药

药，即药品。根据《中华人民共和国药品管理法》第一百零二条关于药品的定义：药品是指用于预防、治疗、诊断人的疾病，有目的地调节人的生理机能并规定有适应症或者功能主治、用法和用量的物质，包括中药材、中药饮片、中成药、化学原料药及其制剂、抗生素、生化药品、放射性药品、血清、疫苗、血液制品和诊断药品等。

药是人类利用物质力量同疾病作斗争的武器。

二、什么是中药

中药是指以中医基础理论为指导思想，并以此处方用药的一部分天然药（动、植、矿物）及其加工品，都属于中药的范畴。

中药绝大部分是我国特产。其中也有少数进口药材（俗称南药），习用年久一并称为中药，如西红花、犀角。

三、什么是草药

局部地区或民间草医习用的国家药典未收载的药物，一般称为草

药。如土贝母、土大黄等。

四、中药和草药的关系

中药,从广义上讲,其中也包括草药。但从狭义角度说,中药一般指前人应用较多的一部分天然药及其加工品,多数已被现代国家药典收载。如黄芩、黄芪、当归、柴胡、苍术等。

草药,是指广泛流传在民间,应用不太普遍的一部分天然药及加工品,一般在国家级药典中不收栽。如胡桃、秋皮、铁杆芪。

五、什么是中药材、什么是饮片

中药材是指作为调剂处方,配制中成药所用的原材料。大部分是经过初步加工的原生药。包括植物、动物、矿物药材。

中药饮片是指中药材经过各种炮制方法加工处理后,可用于调剂时的炮制品。

六、中药的炮制

炮制,古时又称"炮炙""修事""修治",是指药物在应用或制成各种剂型前,根据医疗、调剂、制剂的需要,而进行必要的加工处理过程,它是我国的一项传统制药技术。参照前人的记载,根据现代实际炮制经验,炮制方法一般来讲可以分为以下 5 类:

1.修治

包括纯净、粉碎、切制药材三道工序,为进一步的加工贮存、调剂、制剂和临床用药做好准备。

2.水制

用水或其他液体辅料处理药材的方法称为水制法。其目的主要是清洁药物、除去杂质、软化药物、便于切制、降低毒性及调整药性等。常见方法有:漂洗、闷、润、浸泡、喷洒、水飞等。

3.火制

将药物经火加热处理的方法。根据加热的温度、时间和方法的不同,可分为炒、炙、烫、煅、煨等。

4.水火共制

这类炮制方法既要用水又要用火,有些药物还必须加入其他辅料进行炮制。包括蒸、煮、炖、潬、淬等方法。

5.其他制法

制霜、发酵、发芽、精制、药拌。

第二节 中药的命名

我国领土辽阔,地跨寒、温、热三带,自然条件复杂,动、植物种类繁多,中草药资源极为丰富。据《中华本草》收载中草药有 8 980 味。

中药品种繁多,来源广泛,名称各异。其命名方法,总的来说都与医疗应用有着密切的关系。中药命名方法丰富多彩,现分述如下:

一、因药物突出功效而命名

如益母草功善活血调经,主治妇女血滞经闭、痛经、月经不调、产后瘀阻腹痛等,为妇科经产要药。防风功能祛风息风,防范风邪,主治风病等。

二、因药用部位而命名

如杏仁用杏的种仁;大麻仁用大麻的种仁;桑枝用桑树的茎枝;玫瑰花用山刺玫或家刺玫的花;葛根用豆科葛属植物葛的块根;冬瓜皮用蔬菜冬瓜的外果皮。

三、因产地而命名

如党参产自山西上党（秦代上党郡，今长治地区）；巴豆产自巴蜀（四川古代名）；秦艽产于古代秦国（现陕西、甘肃）；伊贝母产自新疆伊犁。

四、因形态而命名

如钩藤是茎枝上有弯曲的钩；乌头形似乌鸦头。

五、因气味而命名

如麝香（鹿科动物麝的雄兽香腺囊中的分泌物）、丁香（桃金娘科植物丁香的花蕾）均有香气。

六、因滋味而命名

如五味子，因皮肉甘酸，核中辛苦，全果皆有咸味，五味俱全而得名；甘草以其味甘而得名；细辛以味辛而得名；苦参以其味苦而得名；酸枣仁以其味酸而得名。

七、因颜色而命名

如丹参根皮紫红色；黄芩、黄柏、金莲花色黄；紫草色紫；黑豆色黑；银耳色白。

八、因生长季节而命名

如款冬花（菊科植物），冬天开花；桑寄生属寄生植物。

九、因进口国名或译音而命名

有的进口药材名称前加"番"或"胡"字，如番红花（西红花）、胡黄连。

十、因避讳而命名

在封建时代,为了避帝王的名讳,药物也改换名称。如延胡索,始载《开宝本草》,原名玄胡索,简称玄胡,后因避宋真宗讳,改玄为延,称延胡索、延胡,至清代避康熙(玄烨)讳,又改玄为元,故又称元胡索、元胡。玄参一药,因避清代康熙(玄烨)讳,改"玄"作"元"而得元参之名。山药原名薯蓣,至唐朝因避代宗(名预)讳改为"薯药",至宋代又为了避英宗(名署)讳而改为山药。

十一、因人名而命名

如何首乌、徐长卿、刘寄奴。

十二、因秉性而命名

如肉苁蓉,为肉质植物,补而不峻,药性从容和缓,故名肉苁蓉;王不留行性走而不守,其痛经下乳之功甚速,虽有帝王之命也不能留其行,故名王不留行。

第三节　中药的分类

中药品种繁多,来源复杂,为了便于检索、研究和运用中药,根据不同的目的,人们采取以下几种分类法。

一、古代中药分类法

1. 自然属性分类法

以药物的来源和性质为依据的分类方法。古代本草学多采用此法。早在《周记》中已有五药(草、木、虫、石、谷)的记载,为后世本草学分类提供了一种模式。梁代陶弘景的《本草经集注》首先采用了自然属性分类法,将730种药物分为玉石、草木、虫兽、果、菜、米食、有名未用7类,每类中再分上、中、下三品,这是中药分类法的一大进步。唐代的《新修本草》、宋代的《证类本草》等书的中药分类法均与其大同小异。明代李时珍的《本草纲目》问世后,自然属性分类法有了突破性进展。书中根据"不分三品,惟逐各部;物以类从,目随纲举"的原则,将1 892种药物分为水、火、土、金石、草、谷、菜、果、介、木、服器、虫、鳞、禽、兽、人16部(纲)60类(目)。如草部(纲)又分山草、芳草、隰草、毒草、蔓草、水草、石草等11目。析族区类,振纲分目,分类详明科学,体现了进化论思想,是当时最完备的分类系统,不少处与近代植物学、动物学、矿物学分类合拍,对后世本草学分类影响颇大,传沿至今。

2.功能分类法

我国现存第一部药学专著《神农本草经》首先采用的中药分类法。书中365种药分为上、中、下三品,上品补虚养命,中品补虚治病,下品功专祛病,为中药按功能分类开拓了思路。唐代陈藏器的《本草拾遗》按药物的功效提出了著名的十剂分类法,即宣、通、补、泻、燥、湿、滑、涩、轻、重,使此分类法有较大发展,并对方剂的分类具有重大影响。经各家不断增补,至清代黄官绣的《本草求真》,功能分类法已较完善。书中将520种药分为补剂、收剂、散剂、泻剂、血剂、杂剂、食物7类。各类在细分,如补类中又分平补、温补、补火、滋水等小类,系统明晰,排列合理,便于应用,进一步完善了按功能分类的方法。

3.脏腑经络分类法

以药物归属于哪一脏腑、经络为主来进行分类,其目的是便于临床用药,达到有的放矢。如《脏腑虚实标本用药式》按肝、心、脾、肺、肾、命门、三焦、胆、胃、大肠、小肠、膀胱十二脏腑将药物进行分类。《本草害利》罗列常用药物,按脏腑分队,分为心部药队、肝部药队、脾部药队、肺部药队、肾部药队、胃部药队、膀胱部药队、胆部药队、大肠部药队、小肠部药队、三焦部药队,每队再以补泻凉温为序,先陈其害,后叙其利,便于临床用药,以达有的放矢的目的。

二、现代中药分类法

1.中药名称首字笔画排列法

如《中华人民共和国药典》(2015 年版第一部)《中药大辞典》《中华药海》(下册)等即采用此种分类法。其优点是将中药归入笔画索引表中,便于查阅。

2.功效分类法

功效分类法的优点是便于掌握同一类药物在药性、功效、主治病证、禁忌等方面的共性和个性,更好地指导临床应用,它是现代中药学普遍采用的分类方法。一般分解表药、清热药、泻下药、祛风湿药、化湿药、利水渗湿药、温里药、理气药、消食药、驱虫药、止血药、活血化瘀药、化痰止咳平喘药、安神药、平肝息风药、开窍药、补益药、收涩药、涌吐药、解毒杀虫燥湿止痒药、拔毒化腐生肌药。

3.化学成分分类法

它是按照中药材所含主要化学成分或有效成分的结构和性质进行分类。如《中草药化学成分》分为蛋白质与氨基酸类、糖及其衍生物、有机酸、酚类和鞣质、醌类、内酯、香豆精和异香豆精类、色原酮衍生物类、木脂素类、强心苷类、皂苷类、C_{12}甾苷类、萜类、挥发性成分、苦味素、生物碱类等。这种分类法便于研究中药材化学成分与药效间的关系,有利于中药材理化鉴定和资源开发利用的研究。

4.药用部分分类法

根据中药材入药部分分为根与根茎类、茎木类、皮类、叶类、花类、果实与种子类、全草类及树脂类、菌藻类、动物类、矿物类、其他类等。这种分类法便于掌握药材的形态特征,有利于同类药物的比较,便于药材经营管理。

5.自然分类法

根据生药的原植物或原动物在自然界中的位置,采用分类学的门、纲、目、科、属、种的分类方法。这种方法便于研究药材的品种来源、进化顺序和亲缘关系，有利于中药材的分类鉴定和资源研究，有助于在同科属中研究和寻找具有类似化学成分的新药。

第二章　中药的采集和加工

第一节　中药的采集

中药多数是野生或家种家养的农副产品,品种多,产地分散。在采集、加工等方面做的是否适宜,将直接影响药物的疗效。

如果做到合理采收中草药,对于保证药材质量,保护和扩大药源,具有重要意义。劳动人民在长期实践中对中草药的采集积累了丰富的经验。如"春采茵陈夏采蒿,根茎药材春秋刨,九月中旬摘菊花,十月上山采莲翘"。这说明采药季节对于保证药材质量的重要性。但是中草药的合理采收,不但与季节有关,而且与中药的种类、药用部位都有关。

一、适宜采收期的寻找

要确定中草药的适宜采收期,必须把有效成分的含量高峰期与植物生长发育阶段这两个指标结合起来考虑。有时这两个指标是一致的(含量、产量都处于高峰期),有时不一致(含量高、产量低,而产量高时含量低)。因此要全面分析确定采收期。

(1)有效成分的含量有一显著的高峰期,而药用部分的产量变化不大。此时即为适宜采收期。

例如:甘草在不同生长发育阶段,进行甘草甜素的含量测定,结果如表 2-1 所示。

表 2-1　不同生育期甘草甜素的含量

生长发育期	甘草甜素含量/%
生长初期	6.5
开花前期	10.0
开花盛期	4.5
生长末期	3.5

故甘草应在开花前期采取为宜。

(2)有效成分含量高峰与药用部分产量高峰不一致时,要考虑有效成分的总含量。即有效成分的总量 = 单产量×有效成分含量(%),总量最大值时,即为适宜采收期。

例如:强心药物灰色糖芥的地上部分,其中强心苷含量与产量的关系如表 2-2 所示。

表 2-2　灰色糖芥地上部分强心苷含量与产量的关系

发育阶段	单产量/(kg/亩)	有效成分含量/%	总含量/(kg/亩)
莲座丛期	10.70	1.17	0.125
开花初期	65.60	2.15	1.410
开花盛期	72.00	2.31	1.660
花谢种子形成期	97.50	1.99	1.940
种子近成熟期	76.89	1.39	1.070

从表 2-2 中可以看出,强心苷总含量在"花谢种子形成期"最高,所以应当在此时期采收。

二、正确掌握中草药的采收季节

虽然根据有效成分总含量来指导中草药的采集比较合理,但是要做大量的科研工作,而且有很多中草药的有效成分目前还尚未弄清。

因此,利用传统的采药经验和根据各种药用部分的生长特点,分别掌握合理的采收季节,仍是十分重要的。

1.根和根茎类

宜在春初、秋末时采收。春季在发芽前采集;秋季在植物停止生长,花叶枯萎的休眠期采收。这时植物养分大部分贮存于根与根茎内,质量较好。如牡丹皮、黄芩、赤芍、苍术、升麻。

但是也有例外情况,如元胡过"立夏"后地上部分枯萎,不易寻找,故多在秧苗枯萎前采集。再如桔梗必须在"大暑"至"处暑"采收,否则无法去净外皮。

2.树皮和根皮

树皮多在春末夏初之间采收,这时植物生长旺盛,皮部输导组织内液充足,含量既高,也容易剥离,如桦树皮、黄柏皮。

根皮多在秋季采收。如椿根皮。

因为树皮、根皮的采收,容易损害植物生长,应当注意采收方法。要结合林木采伐时进行。

3.全草和叶

应在植物生长旺盛期,或在开花前期,或在开花盛期而果实种子尚未成熟时采收。如益母草、瞿麦、萹蓄、苏叶、艾叶。

但桑叶需经霜后采收。

4.花类

一般在花开放时采收。如金莲花、菊花。有些则在花蕾期采收。如槐花、丁香、银花。

总之以保持颜色鲜艳、气味浓厚和避免花瓣脱落为原则。

5.果实、种子类

应在已成熟或将成熟时采收。如杏仁、车前子、葶苈子、马兜铃、枸杞。

少数用未成熟的果实,如青翘。

6.动物类

昆虫类药材,必须掌握其孵化发育活动季节。

以卵鞘入药的,如桑螵蛸,则在 3 月采收,过时则虫卵孵化成虫影响药效。

以成虫入药的应在活动期捕捉,如全蝎。

也有些不受季节影响,如鸡内金可随时采收。

7.菌、藻、孢粉类

各自情况不一样,如麦角在寄主(黑麦)收割前采收,茯苓在立秋后采收质量好,马勃应在子实体刚成熟时采收,过时则孢子飞散。

三、合理采集,保护药源

中药材大多数是野生的植物和动物,虽然我们国家地大物博,药材资源丰富,但是要考虑到人民卫生保健事业是一项长期的任务,采集中药材必须本着勤俭建国,厉行节约的精神,从长远利益出发,做到有组织、有计划地采刨,具体要求做到以下几方面。

(1)合理采挖:对野生药材要刨大留小,刨多留少,刨密留稀和分片轮流采挖,避免"杀鸡取卵"。

(2)计划收购:本着以满足需要为原则,避免积压浪费,有些药材存放过久易失效变质。

(3)封山育药:有条件的应与林业部门相配合,本着"采、护、育"相结合的原则,封山育药。

(4)扩大药源:一方面对资源少而用量大的常用大宗药材,要做好野生变家种家养和引种驯化工作。如黄芩、柴胡、玉竹已经进行野生变家种试验研究,并取得成功,现已大面积推广种植。

另一方面要扩大药用部分和开发新药源,如杜仲为乔木,药用树皮,通过对树皮、根皮、叶及种子中化学成分的研究,枝、叶中也含有与树皮相似的成分,可代杜仲皮入药。

据报道,山羊角、黄羊角可代替羚羊角入药。

第二节　中草药的产地加工

中草药采集以后,除少量鲜用以外,大部分药材都要长期保存。通常要经过"购、存、销"3个环节才能供给批发或零售单位。因此中草药采集以后必须立即进行加工使其干燥,否则易造成发霉变质,失去药效,严重者造成经济损失。

因药材品种要求和产地习惯不同,即使是同一种药材其加工方法也不同。如内蒙古苍术、升麻基本不撞外皮。现以我们承德地区的传统习惯为例,地产药材的加工方法归纳起来主要有以下四个方面。

一、修整

首先除去秧茬、杂草、泥土,然后经过修整除去非入药部分才能入药。不同的品种修整的要求也不同。如黄芩、苍术、升麻需要撞去外皮,黄柏刮去粗皮,远志、白藓皮、牡丹皮抽去木心。

二、蒸、煮

某些含淀粉或糖质及黏液较多的药材不易干燥,需要经过蒸、煮后再干燥。如红参、手掌参、百合、马齿苋、元胡等。

有些药材含有使自身某些成分分解和转化的酶,如果经过加热处理使酶失去活性,则能保持药性而不致变质。但蒸、煮时要正确掌握火候,以刚熟透为止,不宜过度。

此外,桑螵蛸上锅蒸后可杀死虫卵。

三、切制

有些药材趁鲜时切成片、段。如苦参、狼毒切片;葛根、刺五加切段;青蒿、益母草切咀。这样既节约了费用,降低了成本,同时也避免了药材因水闷润切片而造成的有效成分流失。

四、干燥

根据气候、设备条件、药材性质可采取以下 3 种干燥方法。

(1)晒干：利用阳光将药材晒干,方法简便。一般根及根茎、皮、果实种子、茎枝类药材,不易破碎和退色、可直接在阳光下晒干。

大块药材要切成瓣后反复晾晒,否则不易干透。如茯苓、大黄、天花粉。

(2)烘干：利用烘房或火炕低温烘烤,使药材干燥。如生地、红参、伊贝母、菊花。

(3)阴干：色泽鲜艳和容易破碎的全草,花、叶类药材以及含挥发性物质的药材要阴干。避免阳光曝晒,以保证色泽和疗效。如瞿麦、仙鹤草、玫瑰花、大青叶。

全虫阴干后外表无盐霜。

第三章　中草药的鉴定

第一节　中草药鉴定的意义和目的

一、中草药鉴定的意义

中草药是防病治病的原料,其质量的真伪优劣,必然直接影响治病的疗效。如果原料有问题,不但不能发挥药材应有的疗效,而且容易耽误病情,甚至危及生命。尤其中草药 80%是植物类药材,野生品种又占多数,来源复杂,各地用药习惯又不一致。例如,白头翁有十六种以上的植物来源,分属于毛茛科、蔷薇科、石竹科和菊科,其中药典规定的正品白头翁为毛茛科白头翁属植物白头翁的根。因此,为了做到用药准确,安全有效,必须进行中草药的品种和质量鉴定。

正确鉴定药材的真伪优劣,确保药材质量是中药事业发展的需要,也是保障人民身体健康的必然要求。同时与继承和发扬祖国医药学遗产有直接关系,也是医药工作者的责任。

二、中草药鉴定的目的

(1)整理中草药混乱品种,辨别真伪。中草药常存在着同名异物,同物异名的问题。例如,地丁草入药的有堇菜科植物紫花地丁、梨头草;豆科植物米口袋、小米口袋;龙胆科植物华南龙胆;罂粟科植物地丁紫堇的带根全草。

再如,承德地区过去把卫矛科植物明开夜合的果实当作豆科植物合欢花入药;用胡桃科植物核桃楸的干皮代替木犀科植物苦枥白蜡树的干皮入药(秦皮)。

(2)辨别真伪药材。例如曾经从安国市场发现的假"人工牛黄",是河南郸城县农民李全孝三兄弟用黄连素加淀粉配制而成的,后卖入安国市场,安国药贩以每千克 200 元购进,转手以每千克 600~850 元销售给医疗单位,涉及 5 省、市,危害极大。

再如,市场常有贩卖假麝香、天然牛黄、虎鞭、人参、贝母等。

(3)鉴定药材的质量优劣,保证疗效。药材的质量优劣一直影响着药材的有效成分含量和疗效。由于采收季节、加工方法不当或是发霉变质等原因都会影响质量。例如苍术、黄芩不去皮,则质地发糠;夏季植物生长期采收根部药材则有效成分含量低;山豆根黄色嫩根不能药用。

(4)通过药材鉴定可以调查本地中草药资源情况。

(5)可以根据属亲缘关系远近和植物化学成分相近的关系寻找新的药用植物。

如人参、刺五加同为五加科植物,都具有滋补强壮之功效。

第二节　中草药鉴定的基本方法

中草药鉴定的基本方法,包括原植物(动物)鉴定、性状鉴定、显微鉴定、理化鉴定 4 部分。现以植物药为主,分述如下:

一、中草药的原植物鉴定

就是将各种植物药的植物来源鉴定清楚,确定学名。这是鉴定工作的基础,也是中草药生产和利用的依据。每一种植物药都要准确鉴定,明确原植物学名。例如柴胡的来源为伞形科柴胡属植物北柴胡 *Bupleurum chinense* DC. 和狭叶柴胡 *Bupleurum scorzonerifolium* Willd. 的干燥根。

正确鉴定植物来源,首先必须采集具有根、茎、叶、花、果实、种子的植物标本,通过解剖观察,对照植物分类学工具书及有关资料进行鉴定。

二、中草药的性状鉴定

中草药的性状鉴定是指根据药材的性质而制定或描述的鉴别点,包括药材的形状、大小、色泽、表面特征、质地、折断现象、断面特征以及气、味等,作为鉴别药材的依据。性状鉴定方法主要利用人体感觉器官,即眼看、手摸、口尝、鼻子闻。现将"四法"分述如下:

1. 眼看

指仔细观察药材的形状、大小、颜色、表面特征及断面纹理等,并用一些简明的述语来形容。例如观察外形时常用:头(根、根茎的上端)、芦(根端短缩的根茎)、身(主根部分)、梢(根下部或支根)、须(须根或小根)、纹、皱、槽、沟、连珠(根、根茎膨大部呈连珠状)。

观察断面特征或饮片时,常用:心(中心部位)、菊花心、网云、云文、朱砂点(棕红色油室)、粉尘(指淀粉)、霜(指析出的结晶)。

比如,党参皮松肉紧有狮子盘头;黄芩色黄遇水则变绿;苍术断面有朱砂点;桔梗色白断面有淡黄色菊花心等;牛黄断面有细密的层次。

2. 手摸

就是用手触摸药材,以判断药材的质地及折断现象。通常用软硬、轻重、坚实、质量老嫩、滑、涩、韧脆、弹柔以及粉质、角质、油润、绵性、柴性、黏性等词语来形容。例如黄芩体重、质实、光滑、坚脆易折断;元胡、玉竹断面有角质。

3. 口尝

是利用舌尖接触药材表面,或取少量药材入口嚼而能感觉到的味道，辨别药材的酸、甜、苦、辛、咸、淡、涩、麻的不同味道。剧毒药材禁止口尝或尝后立即吐出并漱口。

例如五味子具有酸苦麻味；枸杞味甜；苦参、黄芩味苦。

4.鼻子闻

是直接嗅闻完整的药材或于剥碎、搓揉、折断时所闻到的气味，常用香、臭、腥、臊来形容。例如麝香有香气；白藓有膻气；土鳖虫有臭气。

在鉴定中，4种方法要综合使用，并与现代科学方法相结合，不断提高鉴定水平。

三、中药的显微鉴定

显微鉴定法是应用动、植物细胞组织学知识鉴别药材的方法。一般在药材的形状和性质难以鉴别或呈粉末状态以及鉴别用粉末药材配制成的丸、散、片、丹等中成药时，可用此法。

鉴定方法，通常将药材做切片或粉末，经过简单的化学药剂处理后，借助于显微镜进行观察，找出其组织结构的特点，达到鉴别的目的。

四、中草药的理化鉴定

应用物理化学方法鉴定药材的方法称为理化鉴定。这种方法适用于某些来源于同科属、亲缘关系较近的药材，利用性状鉴定和显微鉴定均难以区别，就可借助理化鉴定加以解决。

例如，大黄和山大黄，两者的显微特征和化学反应都很相似，但在荧光灯（紫外线灯）下，大黄具淡棕色荧光，山大黄显蓝紫色荧光，则较易区别。

各　论

第一章　根及根茎类

1. 黄芩

【别名】黄金茶根、烂心草。

【来源】为唇形科植物黄芩 *Scutellaria baicalensis* Georgi 的干燥根。

【识别特征】体态：多年生直立草本，高 60～100 cm，茎四棱形，基部多分枝。

根：主根粗壮，略呈圆锥形，外皮棕褐色，片状脱落，折断面由鲜黄色渐变黄绿色。

叶：叶对生，披针形，长 1.5～4 cm，全缘，略向下卷，背面有黑色腺点。

花果：总状花序顶生偏向一侧，花萼二唇形，花冠二唇形，蓝紫色 7—8 月开花，小坚果近球形。

【生长环境】生于山野阳坡，或半阳坡，耐旱。

【产地】主产于河北、内蒙古、山西、东北、河南、陕西等省区。

【采收季节】春、秋两季刨采。春季由化冻至茎高四寸止，秋季由秧叶发黄时开始至结冻为止。

【加工方法】将根刨出（要深刨，防止将根刨断）去净秧茬、泥土、杂质。把先后收上来的鲜黄芩分别存放在地势较高之处（防止雨淋、水泡）堆长条形。勤检查翻倒。加工晾晒时按东西方向打垄，勤翻倒。晒至三成干时撞头遍，将大部分老皮撞掉，呈黑黄色，放在场子上再晒,晒至五、六成干进行撞二遍,撞净老皮呈红黄色,放席上晾晒(避免沾土),晒至七、八成干撞三遍,撞至黄色,仍放席上晾晒。晒至十成干利用中午时间撞 4 遍,撞成黄白色(在撞三、四遍时把漏掉的芩渣随时收入滚筒,快撞几下,每撞一筒需收 2～3 次芩渣)。

在收购黄芩鲜货时,应注意以下几方面问题:

(1)摘净须毛根,去净秧茬,抖净泥土、石块。

(2)防止水浸水泡,如果着水、黄芩断面变为绿色,皮发暗,并粘有泥土。

(3)收时有装筐、装袋、打捆的,要打开捆看一看有没有杂质。

(4)收上的水货,4 天之内收的放在一起,以后收的 3～4 天再放一起,分别存放,便于加工。

(5)先收的先加工,后收的后加工,收上的鲜货要勤检查,防止发霉变质。

【药材鉴别】

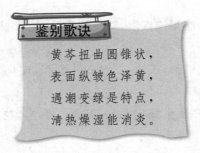

鉴别歌诀

黄芩扭曲圆锥状,
表面纵皱色泽黄,
遇潮变绿是特点,
清热燥湿能消炎。

根呈圆锥形,扭曲,长 8～25 cm,直径 1～3 cm。表面棕黄色或深黄色,有稀疏的疣状细根痕,上部较粗糙,有扭曲的纵皱纹或不规则的网纹,下部有顺纹和细皱纹。质硬而脆,易折断,断面黄色,中心红棕色;老根中心呈枯朽状或中空,暗棕色或棕黑色。气微,味苦。

【商品质量要求】干货以条长、精壮、质坚实、表面光滑,黄白色或黄色,不霉变,无杂质为佳。

【包装保管】装标准新麻袋,每袋约装货 30 kg;优质大条可装纸箱。放干燥通风处,防止受潮。

【显微鉴别】本品粉末黄色。韧皮纤维单个散在或数个成束,梭形,长 $60\sim250\ \mu m$,直径 $9\sim33\ \mu m$,壁厚,孔沟细。石细胞类圆形、类方形或长方形,壁较厚或甚厚。木栓细胞棕黄色,多角形。网纹导管多见,直径 $24\sim72\ \mu m$。木纤维多碎断,直径约 $12\ \mu m$,有稀疏斜纹孔。淀粉粒甚多,单粒类球形,直径 $2\sim10\ \mu m$,脐点明显,复粒由 $2\sim3$ 分粒组成。

【理化鉴别】供试品色谱中,在与对照药材色谱相应的位置上,显相同颜色的斑点;在与对照品色谱相应的位置上,显三个相同的暗色斑点(《中国药典》2015 年版黄芩鉴别(2))。

【检查】水分:不得超过 12.0%(《中国药典》2015 年版通则 0832 第二法)。

总灰分:不得超过 6.0%(《中国药典》2015 年版通则 2302)。

【浸出物】照醇溶性浸出物测定法(《中国药典》2015 年版通则 2201)项下的热浸法测定,用稀乙醇作溶剂,不得少于 40.0%。

【含量测定】照高效液相色谱法(《中国药典》2015 年版通则 0512)测定,本品按干燥品计算,含黄芩苷($C_{21}H_{18}O_{11}$)不得少于 9.0%。

【功效】清热燥湿,泻火解毒,止血,安胎。

附注:承德地区和内蒙古昭乌达盟所产黄芩整齐坚实,色黄,较光滑。特别是承德黄芩具有传统的加工方法,习称"热河黄芩",质量最佳。目前已在围场县建立了"热河黄芩"种质繁育基地。

由于生长年限不同,过去商品分为 4 个等级。

①大条:体形粗大,空心大,生长年限多。

②枝茎:体形小,空心小,生长年限少。

③尖芩:体形细小及折断的尾部。

④片芩:破碎的片块,多为沙土地生长的枯芩经加工而成。

2.柴胡

【别名】柴胡药材习称北柴胡、竹叶柴胡、黑柴胡、山柴胡、硬柴胡、铁苗柴胡;狭叶柴胡药材又叫红柴胡、软柴胡、细叶柴胡、南柴胡。

【来源】为伞形科植物柴胡 *Bupleurum chinense* DC. 或狭叶柴胡 *Bupleurums corzonerifolium* Willd. 的干燥根。

【识别特征】①北柴胡:多年生直立草本,高 50～100 cm。

根:直生,分枝或不分枝,根皮棕褐色或黑褐色。

茎:丛生,上部分多枝,"之"字形弯曲。

叶:互生,广线状披针形,长 3～9 cm,宽 0.6～1.3 cm,渐尖,全缘,上面绿色,下面淡绿色,平行脉 7～9 条。

花果:复伞形花序腋生兼顶生,伞梗 4～10 个,小伞梗 5～10 个,总苞缺或有 1～2 片,花小,黄色,花期 8—9 月,果期 9—10 月,双悬果。

②狭叶柴胡:与北柴胡主要区别是主根深长,红褐色,少分枝;茎基部有许多纤维状叶柄残留物;叶较狭窄,线状披针形,宽 0.2～0.6 cm,总苞片条状披针形与小花梗等长或较长,其他同北柴胡。

【生长环境】北柴胡生于荒山坡,阴、阳坡灌木丛中,沟边、山路旁等处,狭叶柴胡生于干燥草原。

【产地】北柴胡主产于河北、河南、辽宁、湖北等省,南柴胡主产于内蒙古、湖北、四川、安徽、黑龙江等省(自治区)。

【采收季节】春、秋两季刨采,春季由化冻至夏至止,秋季由秧叶发黄时开始至结冻止。

【加工方法】将根刨出后去净秧茬,抖净泥土、砂石块,摘净杂草毛须子,晒干即可。

注意:在收购水货时容易发生的质量问题是带有秧茬或秧茬过长,没有摘净杂草根,主根头部没晒干,泥土太多(有的个人为了使柴胡分量大,多卖钱,把鲜柴胡放在土坑内,在坑里浇些水,再用土埋上,过几天再扒出柴胡去卖)。

【药材鉴别】

(1)北柴胡:

鉴别歌诀

头部粗大北柴胡,

外表灰黑质坚韧,

断面黄白纤维性,

疏肝解郁能退热。

　　根呈圆锥形,主根顺直或稍弯曲,头部粗大呈疙瘩状并有少许残留茎基。下部有分枝。长 6～12 cm,粗 0.6～1.5 cm。外皮灰黑色或灰褐色至灰棕色。有纵皱纹及支根痕。质坚韧不易折断,断面木质纤维性,黄白碴。气微香,味微苦辛。

(2)南柴胡:

鉴别歌诀

狭叶柴胡根细小,

表面红棕分枝少,

残留茎基纤维性,

质脆易断碴较平。

　　为植物狭叶柴胡的根。外形与北柴胡相似,唯根较细,分枝少,多弯曲不直,长 6～10 cm,粗 0.6～1 cm。表面红棕色,有纵皱及须根痕,顶部无粗大的疙瘩头,而有纤维状的残留茎基。质脆易折,断面平坦淡棕色。

　　【商品质量要求】(1)北柴胡:干货,主根粗大,疙瘩状,外表灰黑色,支根少,无杂质为佳。

（2）南柴胡：干货、条粗，红棕色质松脆为佳，去净杂质。

【包装保管】采取机轧包，外包麻布片，捆4～6行铁丝或绳，或装麻袋放干燥通风处，防止受潮。

基层收购单位或个人可用新麻袋包装，装时不要装得太紧，防止压碎，减少损耗，每麻袋装15 kg为宜。

【理化鉴别】北柴胡：供试品色谱中，在与对照药材色谱和对照品色谱相应的位置上，显相同颜色的斑点或荧光斑点（《中国药典》2015年版柴胡鉴别）。

【检查】水分：不得超过10.0%（《中国药典》2015年版通则0832第二法）。

总灰分：不得超过8.0%（《中国药典》2015年版通则2302）。

酸不溶性灰分：不得超过3.0%（《中国药典》2015年版通则2302）。

【浸出物】照醇溶性浸出物测定法（《中国药典》2015年版通则2201）项下的热浸法测定，用乙醇作溶剂，不得少于11.0%。

【含量测定】北柴胡：照高效液相色谱法（《中国药典》2015年版通则0512）测定，本品按干燥品计算，含柴胡皂苷 a（$C_{42}H_{68}O_{13}$）和柴胡皂苷 d（$C_{42}H_{68}O_{13}$）的总量不得少于0.30%。

【功效】疏散退热，疏肝解郁，升举阳气。

> 附注：柴胡种类较多，但能入药的柴胡不多，只有柴胡属植物北柴胡、狭叶柴胡能入药。承德地区已知有5种3变种柴胡。其中在围场四区杨家湾、九区山弯子及坝上地区发现一种小柴胡，其根细小，无主根或主根很短，黑色，长2～5 cm，原植物不详，在收购时注意鉴别。

3. 桔梗

【别名】包袱花、打碗花、和尚帽子花、四叶菜。

【来源】为桔梗科植物桔梗 *Platycodon grandiflorum*（Jacq.）A.

DC.的干燥根。

【识别特征】体态：多年生直立草本，高 20～120 cm，有乳汁，上部稍有枝。

根：根肥大肉质，圆锥形，少分枝，外皮黄褐色或灰褐色。

叶：茎中下部的叶常对生或 3～4 枚轮生，近无柄，叶片长卵形，边缘有锐齿，茎上部的叶互生、较窄。

花果：花单生茎枝顶端，单一或数朵集成疏总状，花冠钟状，蓝紫色或白色，先端五裂。蒴果卵形，熟时先端 5 裂。

【生长环境】生于山坡、梁岗、沟边等半阴坡地带。

【产地】全国大部分地区均有生产。"北桔梗"以东北、华北产量较大，"南桔梗"以华东地区产品质量较好。

【采收季节】夏秋间采集，以大暑至处暑为宜。

【加工方法】刨出后洗净泥土，就湿捋去外皮，呈洁白色，及时晾晒，随翻晒随用手攥攥条，使其条直，质坚实，晒至八九成干，捆成牛角小把，再晒至十成干。

【药材鉴别】根呈圆柱形或略呈纺锤形，下部渐细，有的有分枝，略扭曲，长 7～20 cm，直径 0.7～2 cm。表面淡黄白色至黄色，不去外皮者表面黄棕色至灰棕色，具纵扭皱沟，并有横长的皮孔样斑痕及支根痕，上部有横纹。有的顶端有较短的根茎或不明显，其上有数个半月形茎痕。质脆，断面不平坦，形成层环棕色，皮部黄白色，有裂隙，木部淡黄色。气微，味微甜后苦。

【商品质量要求】干货、条长整齐，表面洁白色，断面有黄菊花心，质坚实，无杂质，不虫蛀，霉变。

【包装保管】装标准麻袋，放通风干燥处，防止受潮。

【显微鉴别】(1)本品横切面：木栓细胞有时残存，不去外皮者有木栓层，细胞中含草酸钙小棱晶。栓内层窄。韧皮部乳管群散在，乳管壁略厚，内含微细颗粒状黄棕色物。形成层成环。木质部导管单个散在或数个相聚，呈放射状排列。薄壁细胞含菊糖。

（2）取本品，切片，用稀甘油装片，置显微镜下观察，可见扇形或类圆形的菊糖结晶。

【理化鉴别】供试品色谱中，在与对照药材色谱相应的位置上，显相同颜色的斑点［《中国药典》2015 年版桔梗鉴别（3）］。

【检查】水分：不得超过 15.0%（《中国药典》2015 年版通则 0832第二法）。

总灰分：不得超过 6.0%（《中国药典》2015 年版通则 2302）。

【浸出物】照醇溶性浸出物测定法（《中国药典》2015 年版通则 2201）项下的热浸法测定，用乙醇作溶剂，不得少于 17.0%。

【含量测定】照高效液相色谱法（《中国药典》2015 年版通则 0512）测定，本品按干燥品计算，含桔梗皂苷 d（$C_{57}H_{92}O_{28}$）不得少于 0.10%。

【功效】宣肺，利咽，祛痰，排脓。

4. 赤芍

【别名】山芍药、草芍药。

【来源】为毛茛科植物芍药 *Paeonia lactiflora* PalL 或川赤芍 *Paeonia veitchii* Lynch 的干燥根。

【识别特征】体态：多年生直立草本，高 30～100 cm，常不分枝，淡绿略带紫色，无毛。

根：根肥大，呈圆柱形或纺锤形，有分枝，外皮棕红色或棕褐色。

叶：叶分 2 回 3 出复叶，互生，有长柄，小叶片倒卵形或卵形，全缘侧生小叶较小，有短柄。

花果：花单生茎顶，白色或粉红色，蓇葖果三，长圆形。

【生长环境】生于山野阴坡、阔叶林下及山沟中。

【产地】主产于内蒙古多伦、河北承德及东北等地；川赤芍主产于四川。

【采收季节】春、秋两季采刨，春季由化冻至小满，秋季由立秋到寒露。

【加工方法】刨出后去净秧茬、泥土，切去五花头及须毛根，收上水货后，随晒随攥条使其条直质坚实，晒到七八成干，捆2～3斤重扁形枕头捆，再翻晒到十成干（鲜货直径1 cm以下者不收购）。

【药材鉴别】根多呈圆柱形，稍弯曲，长5～40 cm，直径0.5～3 cm。表面棕褐色，粗糙，有纵沟和皱纹，并有须根痕和横长的皮孔样突起，有的外皮易脱落。质硬而脆，易折断，断面粉白色或粉红色，皮部窄，木部放射状纹理明显，有的有裂隙。气微香，味微苦、酸涩。

【商品质量要求】干货、根条粗长，去净五花头，外皮暗棕色，易脱落、纹理粗而深，断面粉白色，粉性足，去净杂质为佳。

【包装保管】装标准新麻袋或纸箱，放在干燥通风处，防止受潮。

【显微鉴别】本品横切面：木栓层为数列棕色细胞。栓内层薄壁细胞切向延长。韧皮部较窄。形成层呈环状。木质部射线较宽，导管群作放射状排列，导管旁有木纤维。薄壁细胞含草酸钙簇晶，并含淀粉粒。

【理化鉴别】供试品色谱中，在与对照品色谱相应的位置上，显相同颜色的蓝紫色斑点[《中国药典》2015年版赤芍鉴别(2)]。

【含量测定】照高效液相色谱法(《中国药典》2015年版通则0512)测定，本品含芍药苷($C_{23}H_{28}O_{11}$)不得少于1.8%。

【功效】清热凉血，散瘀止痛。

5. 黄芪

【别名】生芪、绵芪。

【来源】为豆科植物蒙古黄芪 *Astragalus membranaceus* (Fisch.) Bge. var. *mongholicus* (Bge.) Hsiao 或膜荚黄芪 *Astragalus membranaceus* (Fisch.) Bge. 的干燥根。

【识别特征】体态：多年生直立草本，高达100 cm，上部分多枝。

根：主根长，锥状圆柱形，直径1～3 cm，外皮红色或棕红色。

叶：单数羽状复叶互生，小叶17～37片，椭圆形至长卵圆形，背面多少有白色长毛。

花果：总状花序腋生，比叶长，有花5～22朵，花冠蝶形，黄色，荚果膜质、膨胀、半卵圆形，端有长尖，有黑色短毛。

【生长环境】多野生于1 800 m以上的山坡，草地等沙质土中。目前商品黄芪多为人工栽培。

【产地】主产于山西、黑龙江、内蒙古等省区。以栽培的蒙古黄芪质量为佳。

【采收季节】春秋两季采刨。春季由化冻至小满，秋季由秧叶枯萎后至结冻。

【加工方法】刨出后（要深刨、勿刨断根），去净秧茬及泥土、杂质。切去五花头。晒至七八成干，分等捆，5～6斤，放架上将捆翻晒干透。晾晒时随手攥攥条，使其条直质坚实。

【药材鉴别】

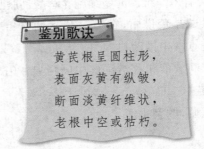

鉴别歌诀

黄芪根呈圆柱形，
表面灰黄有纵皱，
断面淡黄纤维状，
老根中空或枯朽。

根呈圆柱形，极少分枝，表面灰黄或淡棕褐色，有明显的纵皱纹及横向皮孔，质柔韧，不易折断，折断面纤维状，外层黄白色较疏松，有放射状裂隙，中央有淡黄色菊花心，老根中央有枯朽而呈黑褐色，甚至脱落而呈中空。气微，味微甜，嚼之微有豆腥味。

【商品质量要求】干货、条粗、质绵、粉性足、断面黄色，有菊花心、味甜者为佳。

【包装保管】打光捆，两头拍齐。也可机轧包，外包麻袋布，放干燥通风处，防止受潮。

【显微鉴别】本品横切面:木栓细胞多列;栓内层为 3～5 列厚角细胞。韧皮部射线外侧常弯曲,有裂隙;纤维成束,壁厚,木化或微木化,与筛管群交互排列;近栓内层处有时可见石细胞。形成层成环。木质部导管单个散在或 2～3 个相聚;导管间有木纤维;射线中有时可见单个或 2～4 个成群的石细胞。薄壁细胞含淀粉粒。

粉末黄白色。纤维成束或散离,直径 8～30 μm,壁厚,表面有纵裂纹,初生壁常与次生壁分离,两端常断裂成须状,或较平截。具缘纹孔导管无色或橙黄色,具缘纹孔排列紧密。石细胞少见,圆形、长圆形或形状不规则,壁较厚。

【理化鉴别】(1)供试品色谱中,在与对照品色谱相应的位置上,日光下显相同的棕褐色斑点;紫外光灯(365 nm)下显相同的橙黄色荧光斑点[《中国药典》2015 年版黄芪鉴别(2)]。

(2)供试品色谱中,在与对照药材色谱相应的位置上,显相同颜色的荧光主斑点[《中国药典》2015 年版黄芪鉴别(3)]。

【检查】水分:不得超过 10.0%(《中国药典》2015 年版通则 0832 第二法)。

总灰分:不得超过 5.0%(《中国药典》2015 年版通则 2302)。

重金属及有害元素:照铅、镉、砷、汞、铜测定法(《中国药典》2015 年版通则 2321 原子吸收分光光度法或电感耦合等离子体质谱法)测定,铅不得超过 5 mg/kg;镉不得超过 0.3 mg/kg;砷不得超过 2 mg/kg;汞不得超过 0.2 mg/kg;铜不得超过 20 mg/kg。

有机氯农药残留量:照农药残留量测定法(《中国药典》2015 年版通则 2341 有机氯类农药残留量测定法—第一法)测定。

含总六六六(α-BHC、β-BHC、γ-BHC、δ-BHC 之和)不得超过 0.2 mg/kg;总滴滴涕(pp'-DDE、pp'-DDD、op'-DDT,pp'-DDT 之和)不得超过 0.2 mg/kg;五氯硝基苯不得超过 0.1 mg/kg。

【浸出物】照水溶性浸出物测定法(《中国药典》2015 年版通则

2201)项下的冷浸法测定,不得少于 17.0%。

【含量测定】黄芪甲苷:照高效液相色谱法(《中国药典》2015 年版通则 0512)测定,本品按干燥品计算,含黄芪甲苷($C_{41}H_{68}O_{14}$)不得少于 0.040%。

毛蕊异黄酮葡萄糖苷:照高效液相色谱法(《中国药典》2015 年版通则 0512)测定,本品按干燥品计算,含毛蕊异黄酮葡萄糖苷($C_{22}H_{22}O_{10}$)不得少于 0.020%。

【功效】补气升阳,固表止汗,利水消肿,生津养血,行滞通痹,托毒排脓,敛疮生肌。

附注:目前黄芪混乱品种较多,一般多为同科属植物的根较多。

6. 白头翁

【别名】老婆子花根。

【来源】为毛茛科植物白头翁 *Pulsatilla chinensis*(Bge.)Regel 的干燥根。

【识别特征】体态:多年生直立草本,全株密生白色长柔毛。

根:主根肥大,圆锥形,有时稍扭曲,外皮灰褐色,粗糙,有纵纹。

叶:叶基生成丛,有长柄,3 全裂,小叶 2～3 裂,裂片先端 1～3 浅裂。

花果:花葶 1～3,高 20～30 cm,总苞由 2～3 苞片组成,苞片 3 深裂,基部结合,花被片 6,排成两轮、蓝紫色,瘦果顶端有羽状宿存长花柱,多数密集成球。

【生长环境】生于山坡、坝界、田边、草地及稀疏灌丛中。

【产地】主产于吉林、黑龙江、辽宁、河北、山东、山西、陕西、江西、河南、安徽等地。

【采收季节】春、秋两季刨采。

【加工方法】刨出后去净秧茬、泥土、杂质,晒干即可。

【药材鉴别】

鉴别歌诀

根呈锥形白头翁,

表面灰黄有裂缝,

头部稍粗有毛绒,

断面淡黄质脆硬。

　　根呈圆锥形,有时稍弯而略扁,表面灰黄色或棕褐色。上部有不规则的裂纹及皱纹,头部稍粗大,有成簇的白色绒毛及除去茎叶后的痕迹。质坚而脆,易折断,断面类白色,平坦,木质心淡黄色,粗大者多空心,气微、味微苦涩。

　　【商品质量要求】干货、条粗长、整齐、质坚脆、外表灰黄色,头部有白色毛绒,无杂质为佳。

　　【包装保管】装标准新麻袋,放干燥通风处,防止受潮。

　　【显微鉴别】本品粉末灰棕色。韧皮纤维梭形或纺锤形,长 $100\sim390\ \mu m$,直径 $16\sim42\ \mu m$,壁木化。非腺毛单细胞,直径 $13\sim33\ \mu m$,基部稍膨大,壁大多木化,有的可见螺状或双螺状纹理。具缘纹孔导管、网纹导管及螺纹导管,直径 $10\sim72\ \mu m$。

　　【理化鉴别】供试品色谱中,在与对照药材色谱相应的位置上,显相同颜色的斑点[《中国药典》2015 年版白头翁鉴别(2)]。

　　【检查】水分:不得超过 13.0%(《中国药典》2015 年版通则 0832第二法)。

　　总灰分:不得超过 11.0%(《中国药典》2015 年版通则 2302)。

　　酸不溶性灰分:不得超过 6.0%(《中国药典》2015 年版通则 2302)。

【浸出物】照醇溶性浸出物测定法(《中国药典》2015 年版通则 2201)项下的冷浸法测定,用水饱和的正丁醇做溶剂,不得少于17.0%。

【含量测定】照高效液相色谱法(《中国药典》2015 年版通则 0512)测定,本品按干燥品计算,含白头翁皂苷 b_4($C_{59}H_{96}O_{26}$)不得少于4.6%。

【功效】清热凉血、解毒。

附注:承德市围场县产细叶白头翁,也作白头翁入药。

7. 防风

【别名】旁风。

【来源】为伞形科植物防风 *Saposhnikovia divaricata*(Turcz.)Schischk. 的干燥根。

【识别特征】体态:多年生直立草本。茎具纵肋,由基部至顶端呈双叉式分枝。

根:根粗状,长圆柱形,头部密生棕黄色纤维状叶柄残基。

叶:基生叶为 2～3 回羽状复叶,有长柄,基部膨大成鞘,稍抱茎,茎生叶与基生叶相似,但较小。

花果:复伞形花序排列疏松,总梗细长,小伞形花序有花 5～10 朵,花小,白色。双悬果椭圆形,嫩时有疣状凸起。

【生长环境】野生于丘陵地带山坡草丛中,或田边、路边、坝界。

【产地】产于黑龙江、吉林、内蒙古、山西、河北张家口、承德地区者习称关防风;产于四川万县、涪陵、宜宾、泸州者习称川防风;产于云南境内者习称云防风。

【采收季节】春、秋两季刨采,春节由化冻至小满,秋季由立秋至结冻。

【加工方法】鲜货刨出后去净秧茬、泥土、杂质,晒至周身柔软后随时用手攥攥根,使其条直质坚实,晒至八九成干,去掉毛绒风头,捆成半斤重牛角小把,再晒至干透为止。

【药材鉴别】

鉴别歌诀

防风根呈圆柱形，
表面灰黄或灰棕，
头部留有棕黄毛，
质松易折碴不平，
断面黄色菊花心，
味微甘甜气微香。

根呈长圆锥形或长圆柱形，下部渐细，有的略弯曲，长 15～30 cm，直径 0.5～2 cm。表面灰棕色或棕褐色，粗糙，有纵皱纹，具多数横长皮孔样突起及点状的细根痕。根头部有明显密集的环纹，有的环纹上残存棕褐色毛状叶基。体轻，质松，易折断，断面不平坦，皮部棕黄色至棕色，有裂隙，木部黄色。气特异，味微甘。

【商品质量要求】干货、条粗壮、表面灰黄色、质松皮细，无毛绒风头，断面有菊花心，无杂质者为佳。

【包装保管】装标准新麻袋，放通风干燥处，防止受潮变质。

【显微鉴别】本品横切面：木栓层为 5～30 列细胞。栓内层窄，有较大的椭圆形油管。韧皮部较宽，有多数类圆形油管，周围分泌细胞 4～8 个，管内可见金黄色分泌物；射线多弯曲，外侧常成裂隙。形成层明显。木质部导管甚多，呈放射状排列。根头处有髓，薄壁组织中偶见石细胞。

粉末淡棕色。油管直径 17～60 μm，充满金黄色分泌物。叶基维管束常伴有纤维束，网纹导管直径 14～85 μm。石细胞少见，黄绿色，长圆形或类长方形，壁较厚。

【理化鉴别】供试品色谱中，在与对照药材色谱和对照品色谱相应的位置上，显相同颜色的斑点[《中国药典》2015 年版防风鉴别（2）]。

【检查】水分：不得超过 10.0%《《中国药典》2015 年版通则 0832

第二法)。

总灰分:不得超过 6.5%(《中国药典》2015 年版通则 2302)。

酸不溶性灰分:不得超过 1.5%(《中国药典》2015 年版通则 2302)。

【浸出物】照醇溶性浸出物测定法(《中国药典》2015 年版通则 2201)项下的热浸法测定,用乙醇做溶剂,不得少于 13.0%。

【含量测定】照高效液相色谱法(《中国药典》2015 年版通则 0512)测定,本品按干燥品计算,含升麻素苷($C_{22}H_{28}O_{11}$)和 5-O-甲基维斯阿米醇苷($C_{22}H_{28}O_{10}$)的总量不得少于 0.24%。

【功效】祛风解表,胜湿止痛,止痉。

8.党参

【别名】台党、口党。

【来源】为桔梗科植物党参 *Codonopsis pilosula*(Franch.)Nannf.、素花党参 *Codonopsis pilosula* Nannf. var. *modesta*(Nannf.)L. T. Shen 或川党参 *Codonopsis tangshen* Oliv. 的干燥根。

【识别特征】体态:多年生缠绕草本,幼嫩部分有细白毛,折断有乳汁。

根:根长圆锥状柱形,通常长约 30 cm,顶端有多数瘤状茎痕。下端分枝或不分枝,皮灰黄或灰棕色。

叶:叶有细长的柄,互生,对生或假轮生,卵形,两面有毛,边近全缘或浅波状。

花果:花单生叶腋,有梗,花冠钟状,先端 5 裂,淡黄绿色萼片长而明显。蒴果下部有 5 枝,种子无翅。

【生长环境】生于山坡灌丛中及林缘,现以人工栽培为主。

【产地】主产于山西、陕西、甘肃、四川等省及东北各地。素花党参又称西党参,主产于甘肃文县、四川南坪、松潘等地。川党参主产于四川、湖北及与陕西接壤地区。

【采收季节】秋季采挖（多在白露后采）。

【加工方法】刨采后去净秧茬、泥土、杂质，将粗细条分开，边晒边用手揉搓条，使其条直质坚实，晒到八九成干分捆成牛角形半市斤重小把，再晒干透。

【药材鉴别】党参呈长圆柱形，稍弯曲，长 10～35 cm，直径 0.4～2 cm。表面灰黄色、黄棕色至灰棕色，根头部有多数疣状突起的茎痕及芽，每个茎痕的顶端呈凹下的圆点状；根头下有致密的环状横纹，向下渐稀疏，有的达全长的一半，栽培品环状横纹少或无；全体有纵皱纹和散在的横长皮孔样突起，支根断落处常有黑褐色胶状物。质稍柔软或稍硬而略带韧性，断面稍平坦，有裂隙或放射状纹理，皮部淡棕黄色至黄棕色，木部淡黄色至黄色。有特殊香气，味微甜。

素花党参（西党参）长 10～35 cm，直径 0.5～2.5 cm。表面黄白色至灰黄色，根头下致密的环状横纹常达全长的一半以上。断面裂隙较多，皮部灰白色至淡棕色。川党参长 10～45 cm，直径 0.5～2 cm。表面灰黄色至黄棕色，有明显不规则的纵沟。质较软而结实，断面裂隙较少，皮部黄白色。

【商品质量要求】干货，根条肥大，外皮灰黄色，甜味浓者为佳。

【包装保管】装一号纸箱。

【显微鉴别】本品横切面：木栓细胞数列至 10 数列，外侧有石细胞，单个或成群。栓内层窄。韧皮部宽广，外侧常现裂隙，散有淡黄色乳管群，并常与筛管群交互排列。形成层呈环状。木质部导管单个散在或数个相聚，呈放射状排列。薄壁细胞含菊糖。

【理化鉴别】供试品色谱中，在与对照品色谱相应的位置上，显相同颜色的斑点或荧光斑点（《中国药典》2015 年版党参鉴别）。

【检查】水分：不得超过 16.0%（《中国药典》2015 年版通则 0832第二法）。

总灰分：不得超过 5.0%（《中国药典》2015 年版通则 2302）。

二氧化硫残留量：照二氧化硫残留量测定法（《中国药典》2015 年

版通则 2331)测定,不得超过 400 mg/kg。

【浸出物】照醇溶性浸出物测定法(《中国药典》2015 年版通则 2201)项下的热浸法测定,用 45%乙醇做溶剂,不得少于 55.0%。

【功效】健脾益肺,养血生津。

9. 葛根

【别名】葛条根。

【来源】为豆科植物野葛 *Pueraria lobata*(Willd.)Ohwi 的干燥根。

【识别特征】体态:多年生缠绕藤本,全体有黄褐色粗毛,茎粗壮,上部分分枝,灰绿色。

块根:块根肥厚,长而横走。

叶:叶互生,3 出复叶,常 2~3 裂,背面有毛。

花果:总状花序腋生,蝶形花紫红色,荚果密生黄褐色长毛。

【生长环境】生于山坡的草丛、路旁和阴湿林中。

【产地】产于河北、湖南、河南、广东、浙江、四川等地。

【采收季节】春、秋两季刨根。春季由化冻至小满止,秋季由秧叶枯黄时开始至结冻止。

【加工方法】刨出后去净秧茬、泥土、杂质,刮去外皮,切成 2 cm 厚片,晒干,晒时勤翻动,防止雨淋、夜露。

【药材鉴别】根呈纵切的长方形厚片或小方块,长 5~35 cm,厚 0.5~1 cm。外皮淡棕色至棕色,有纵皱纹,粗糙。切面黄白色至淡黄棕色,有的纹理明显。质韧,纤维性强。气微,味微甜。

【商品质量要求】干货、厚片均匀,外皮淡棕色,断面黄白色粉性足。无杂质。

【包装保管】装新麻袋,放干燥通风处,防止受潮。

【显微鉴别】本品粉末淡棕色。淀粉粒单粒球形,直径 3~37 μm,脐点点状、裂缝状或星状;复粒由 2~10 分粒组成。纤维多成束,壁厚,木化,周围细胞大多含草酸钙方晶,形成晶纤维,含晶细胞壁木化增厚。石细胞少见,类圆形或多角形,直径 $38\sim70~\mu m$。具缘纹孔导管较大,具缘纹孔六角形或椭圆形,排列极为紧密。

【理化鉴别】供试品色谱中,在与对照药材色谱和对照品色谱相应的位置上,显相同颜色的荧光条斑[《中国药典》2015 年版葛根鉴别(2)]。

【检查】水分:不得超过 14.0%(《中国药典》2015 年版通则 0832第二法)。

总灰分:不得超过 7.0%(《中国药典》2015 年版通则 2302)。

【浸出物】照醇溶性浸出物测定法(《中国药典》2015 年版通则2201)项下的热浸法测定,用稀乙醇做溶剂,不得少于 24.0%。

【含量测定】照高效液相色谱法(《中国药典》2015 年版通则 0512)测定,本品按干燥品计算,含葛根素($C_{21}H_{20}O_9$)不得少于 2.4%。

【功效】解肌退热,生津止渴,透疹,升阳止泻,通经活络,解酒毒。

附注:葛根的茎藤、叶、花、种子也可药用。

10. 秦艽

【别名】左扭、大艽。

【来源】为龙胆科植物秦艽 *Gentiana macrophylla* Pall.、麻花秦艽 *Gentiana straminea* Maxim.、粗茎秦艽 *Gentiana crassicaulis* Duthie ex Burk. 或小秦艽 *Gentiana dahurica* Fisch. 的干燥根。前三种按性状不同分别习称"秦艽"和"麻花艽",后一种习称"小秦艽"。

【识别特征】体态:多年生草本,茎高 $30\sim70~cm$,基部为残叶纤维所包围。

根:根锥状圆柱形,有侧根,老根向左扭曲并通常自中部分成分数股,外皮灰黄色。

叶:基生叶较大,长 30 cm,密集呈莲座状;茎生叶对生,基部连合,叶片披针形,长 18~20 cm,常有 5 条明显主脉。

花果:花轮状簇生于上部叶腋,无花硬,蓝紫色,花萼管状,一侧开裂,先端有不等长的 3~5 短齿。蒴果长圆形。

【生长环境】生于山野潮湿草地。

【产地】主产于甘肃、陕西、山西、四川、云南、内蒙古、河北、黑龙江、青海等地也有生产。产于四川、云南二地者,统称"川秦艽";产于甘肃、山西者称"西秦艽"。

【采收季节】春、秋两季刨采。

【加工方法】刨出土,去掉秧茬,洗搓去泥土及外皮晒至九成干,捆成牛角形小把,再晒至足干。

【药材鉴别】秦艽呈类圆柱形,上粗下细,扭曲不直,长 10~30 cm,直径 1~3 cm。表面黄棕色或灰黄色,有纵向或扭曲的纵皱纹,顶端有残存茎基及纤维状叶鞘。质硬而脆,易折断,断面略显油性,皮部黄色或棕黄色,木部黄色。气特异,味苦、微涩。

麻花艽呈类圆锥形,多由数个小根纠聚而膨大,直径可达 7 cm。表面棕褐色,粗糙,有裂隙呈网状孔纹。质松脆,易折断,断面多呈枯朽状。

小秦艽呈类圆锥形或类圆柱形,长 8~15 cm,直径 0.2~1 cm。表面棕黄色。主根通常 1 个,残存的茎基有纤维状叶鞘,下部多分枝。断面黄白色。

【商品质量要求】干货、根粗长,色棕黄,质实皮细,肉厚,无杂质为佳。

【包装保管】装标准麻袋或机轧包,放干燥通风处,防止受潮。

【理化鉴别】(1)供试品色谱中,在与对照品色谱相应的位置上,显相同颜色的斑点[《中国药典》2015 年版秦艽鉴别(1)]。

(2)供试品色谱中,在与对照品色谱相应的位置上,显相同颜色的斑点[《中国药典》2015 年版秦艽鉴别(2)]。

【检查】水分:不得超过 9.0%(《中国药典》2015 年版通则 0832 第

二法）。

总灰分：不得超过 8.0%（《中国药典》2015 年版通则 2302）。

酸不溶性灰分：不得超过 3.0%（《中国药典》2015 年版通则 2302）。

【浸出物】照醇溶性浸出物测定法（《中国药典》2015 年版通则 2201）项下的热浸法测定，用乙醇做溶剂，不得少于 24.0%。

【含量测定】照高效液相色谱法（《中国药典》2015 年版通则 0512）测定，本品按干燥品计算，含龙胆苦苷（$C_{16}H_{20}O_9$）和马钱苷酸（$C_{16}H_{24}O_{10}$）的总量不得少于 2.5%。

【功效】祛风除湿、和血舒筋，清热利尿。

11. 紫草

【别名】硬紫草（商品名）。

【来源】为紫草科植物新疆紫草 *Arnebia euchroma*（Royle）Johnst. 或内蒙紫草 *Arnebia guttata* Bunge 的干燥根。

【识别特征】体态：为多年生直立草本，全株有刚毛，高 50～70 cm，不分枝或上部分枝。

根：根细长、多数丛生、紫红色、断面红色或淡红色。

叶：叶互生，长圆状披针形至卵状披针形，长 1～2 寸，全缘无柄。

花果：花小、淡黄白色、多数集成圆锥状。聚散花序、腋生和顶生。浆果球形，熟时红色。

【生长环境】生于原野、山地的林缘、灌木丛中。

【产地】新疆紫草产于新疆的天山南北、西藏西部，甘肃省也有部分分布。紫草主要分布于辽宁、吉林、河北、河南、江苏、安徽、山东、山西、湖南、湖北、江西、广西北部、贵州、四川、陕西至甘肃东南部。内蒙紫草主产于内蒙古；西藏、新疆、甘肃西部、宁夏、河北北部也有少量分布。

【采收季节】春、秋两季刨采。以秋季产者质量好。

【加工方法】刨出后去净秧茬、泥土、杂质。晒干即可。

【药材鉴别】紫草根呈不规则的长圆柱形或纺锤形，多扭曲。表面紫红色或紫褐色，粗糙，有不规则的纵沟。有侧根，可见分歧的茎残基。体轻，质硬脆，易折断，断面不整齐，木部黄色。气特异，味微甘而酸。内蒙紫草呈圆锥形或圆柱形，扭曲。根头部略粗大，顶端有残茎1或多个，被短硬毛。表面紫红色或暗紫色，皮部略薄，常数层相叠，易剥离。质硬而脆，易折断，断面较整齐，皮部紫红色，木部较小，黄白色。气特异，味涩。

【商品质量要求】干货、条粗长、表面红棕色、内面深红色、分支少无杂质为佳。

【包装保管】装麻袋或纸箱。放干燥通风处、防止受潮。

【显微鉴别】粉末深紫红色。非腺毛单细胞，直径 13～56 μm，基部膨大成喇叭状，壁具纵细条纹，有的胞腔内含紫红色色素。栓化细胞红棕色，表面观呈多角形或圆多角形，含紫红色色素。薄壁细胞较多，淡棕色或无色，大多充满紫红色色素。导管主为网纹导管，少有具缘纹孔导管，直径 7～110 μm。

【理化鉴别】供试品色谱中，在与对照药材色谱相应的位置上，显相同的紫红色斑点；再喷以 10%氢氧化钾甲醇溶液，斑点变为蓝色[《中国药典》2015 年版紫草鉴别(2)]。

【检查】水分：不得超过 15.0%（《中国药典》2015 年版通则 0832 第二法）。

【含量测定】羟基萘醌总色素：本品含羟基萘醌总色素以左旋紫草素（$C_{16}H_{16}O_5$）计不得少于 0.80%（《中国药典》2015 年版紫草含量测定）。

β,β'-二甲基丙烯酰阿卡宁：照高效液相色谱法（《中国药典》2015 年版通则 0512）测定，本品按干燥品计算，含 β,β'-二甲基丙烯酰阿卡宁（$C_{21}H_{22}O_6$）不得少于 0.30%。

【功效】清热凉血，活血解毒，透疹消斑。

12. 苦参

【别名】山槐子根。

【来源】为豆科植物苦参 *Sophora flavescens* Ait. 的干燥根。

【识别特征】体态:落叶小灌木,高 50～100 cm。

根:根粗状,黄棕色,断面黄白色。

叶:单数羽状复叶互生,小叶对生或互生,通常 11～29 片,狭卵状长圆形至线状波针形,全缘。

花果:总状花序顶生,蝶形花淡黄色,荚果有喙。

【生长环境】生于山野、路旁、河岸等处。

【产地】全国大部分地区均产。

【采收季节】春、秋两季刨采。

【加工方法】刨出后切去五花头,去净须根、泥土、杂质,趁鲜切 0.5 cm 厚的片,放席上晒干,簸净老皮及杂质。

【药材鉴别】根呈圆柱形,表面有明显的纵皱及向皮孔,外皮很薄,棕黄色或灰棕色,多数破裂向外卷曲,易剥落,内显黄色而光滑,质坚,不易折断。商品厚片、切面黄白色,具微细的辐射状纹理及裂隙。气微、味极苦。

【商品质量要求】干货,片厚度均匀,整齐,黄白色,无杂质。

【包装保管】装标准新麻袋,放干燥通风处,防霉变。

【显微鉴别】本品粉末淡黄色。木栓细胞淡棕色,横断面观呈扁长方形,壁微弯曲;表面观呈类多角形,平周壁表面有不规则细裂纹,垂周壁有纹孔呈断续状。纤维和晶纤维,多成束;纤维细长,直径 11～27 μm,壁厚,非木化;纤维束周围的细胞含草酸钙方晶,形成晶纤维,含晶细胞的壁不均匀增厚。草酸钙方晶,呈类双锥形、菱形或多面形,直径约至 237 μm。淀粉粒,单粒类圆形或长圆形,直径 2～20 μm,脐点裂缝状,大粒层纹隐约可见;复粒较多,由 2～12 分粒组成。

【理化鉴别】(1)取本品横切片,加氢氧化钠试液数滴,栓皮即呈橙红色,渐变为血红色,久置不消失。木质部不呈现颜色反应。

(2)供试品色谱中,在与对照品色谱相应的位置上,显相同的橙色斑点[《中国药典》2015 年版苦参鉴别(3)]。

(3)供试品色谱中,在与对照品色谱相应的位置上,显相同的橙色斑点[《中国药典》2015 年版苦参鉴别(4)]。

【检查】水分:不得超过 11.0%(《中国药典》2015 年版通则 0832 第二法)。

总灰分:不得超过 8.0%(《中国药典》2015 年版通则 2302)。

【浸出物】照水溶性浸出物测定法(《中国药典》2015 年版通则 2201)项下的冷浸法测定,不得少于 20.0%。

【含量测定】照高效液相色谱法(《中国药典》2015 年版通则 0512)测定,本品按干燥品计算,含苦参碱($C_{15}H_{24}N_2O$)和氧化苦参碱($C_{15}H_{24}N_2O_2$)的总量不得少于 1.2%。

【功效】清热燥湿,杀虫,利尿。

13. 远志

【别名】小草。

【来源】为远志科植物远志 *Polygala tenuifolia* Willd. 或卵叶远志 *Polygala sibiria* L. 的干燥根。

【识别特征】体态:多年生草本,高约 1 尺,茎基木质化,斜上直立,细弱,上部多分枝。

根:根长,圆柱形,多弯曲,淡灰黄色。

叶:叶互生,线形,全缘,无柄或近无柄。

花果:总状花序顶生。花小、有长梗,萼片五,花瓣状,边缘紫色;花瓣三,淡紫色,蒴果扁平淡灰黄色。

【生长环境】生于向阳干燥山坡或坝界。

【产地】主产于山西阳高、闻喜、榆次、芮城、陕西韩城、大荔、华阴、绥德、咸阳、吉林哲里木盟及白城地区、河南巩义、卢氏、河北迁西、平山、承德等地。以山西、陕西所产者质量最佳，奉为道地药材，习称"关远志"。

【采收季节】春、秋两季刨采，以春季为主。

【加工方法】刨出后去掉秧茬、须根，洗净泥土，晒至稍软，底垫木板，用木棍来回撵轧其根，使皮与木质心分离，把木质心抽出，将皮晒干。

【药材鉴别】呈圆柱形，略弯曲，长 3～15 cm，直径 0.3～0.8 cm。表面灰黄色至灰棕色，有较密并深陷的横皱纹、纵皱纹及裂纹，老根的横皱纹较密并深陷，略呈结节状。质硬而脆，易折断，断面皮部棕黄色，木部黄白色，皮部易与木部剥离。气微，味苦、微辛，嚼之有刺喉感。

【商品质量要求】干货、肉厚、整齐、无木质心者为佳。

【包装保管】装标准新麻袋，放干燥通风处，防止受潮。

【显微鉴别】本品横切面：木栓细胞 10 余列。栓内层为 20 余列薄壁细胞，有切向裂隙。韧皮部较宽广，常现径向裂隙。形成层呈环状。木质部发达，均木化，射线宽 1～3 列细胞。薄壁细胞大多含脂肪油滴；有的含草酸钙簇晶和方晶。

【理化鉴别】(1)供试品色谱中，在与对照品色谱相应的位置上，显相同颜色的荧光斑点[《中国药典》2015 年版远志鉴别(2)]。

(2)供试品色谱中，在与对照品色谱相应的位置上，显相同颜色的斑点[《中国药典》2015 年版远志鉴别(3)]。

【检查】水分：不得超过 12.0%(《中国药典》2015 年版通则 0832 第二法)。

总灰分：不得超过 6.0%(《中国药典》2015 年版通则 2302)。

黄曲霉毒素:照黄曲霉毒素测定法(《中国药典》2015 年版通则 2351)测定。本品每 1 000 g 含黄曲霉毒素不得超过 5 μg,黄曲霉毒素 G_2、黄曲霉毒素 G_1、黄曲霉毒素 B_2 和黄曲霉毒素 B_1 总量不得超过 10 μg。

【浸出物】照醇溶性浸出物测定法(《中国药典》2015 年版通则 2201)项下的热浸法测定,用 70%乙醇做溶剂,不得少于 30.0%。

【含量测定】细叶远志皂苷:照高效液相色谱法(《中国药典》2015 年版通则 0512)测定,本品按干燥品计算,含细叶远志皂苷($C_{36}H_{56}O_{12}$)不得少于 2.0%。

远志𠳐酮和 3,6′-二芥子酰基蔗糖:照高效液相色谱法(《中国药典》2015 年版通则 0512)测定,本品按干燥品计算,含远志𠳐酮Ⅲ($C_{25}H_{28}O_{15}$)不得少于 0.15%,含 3,6′-二芥子酰基蔗糖($C_{36}H_{46}O_{17}$)不得少于 0.50%。

【功效】安神益智,交通心肾,祛痰,消肿。

　　附注:另有一种卵叶远志,与细叶远志区别,全体密细毛,叶较宽。披针形至长圆状披针形,花丝愈合成鞘,上部 1/3 分离,蒴果边缘有短毛。

14. 草乌

【别名】草乌头、药羊蒿。

【来源】为毛茛科植物北乌头 *Aconitum kusnezoffii* Reichb. 的干燥块根。

【识别特征】体态:多年生直立草本,粗壮,高 50~100 cm。

块根:块根倒圆锥形,两个连生,外皮黑褐色。

叶:叶互生,3 全裂。

花果:花序圆锥状,无毛。花蓝紫色,蓇葖果 5 个。

【生长环境】生于高山草甸子,灌木丛中,山坡及林缘。

【产地】主产于浙江、湖北、湖南、江苏、安徽、河北、辽宁等地。

【采收季节】秋季秧苗枯萎时采刨。

【加工方法】刨出后、去掉秧茬和主根、将侧根摘下晒干后,用撞筐轻溜撞下毛须子。

【药材鉴别】草乌根似乌鸦头。顶端常有残茎和少数不定根残基,有的顶端一侧有一枯萎的芽,一侧有一圆形或扁圆形不定根残基。表面灰褐色或黑棕褐色,皱缩,有纵皱纹、点状须根痕及数个瘤状侧根。质硬,断面灰白色或暗灰色,有裂隙,形成层环纹多角形或类圆形,髓部较大或中空。气微,味辛辣、麻舌(有毒性)。

【商品质量要求】干货,以根粗大,质坚实,断面白色,粉性大,无主根(老母子),无须根,无杂质为佳。

【包装保管】装标准新麻袋,放干燥通风处,防止受潮。

【显微鉴别】本品横切面:后生皮层为 7～8 列棕黄色栓化细胞;皮层有石细胞,单个散在或 2～5 个成群,类长方形、方形或长圆形,胞腔大;内皮层明显。韧皮部宽广,常有不规则裂隙,筛管群随处可见。形成层环呈不规则多角形或类圆形。木质部导管 1～4 列或数个相聚,位于形成层角隅的内侧,有的内含棕黄色物。髓部较大。薄壁细胞充满淀粉粒。

粉末灰棕色。淀粉粒单粒类圆形,直径 2～23 μm;复粒由 2～16 分粒组成。石细胞无色,与后生皮层细胞连结的显棕色,呈类方形、类长方形、类圆形、梭形或长条形,直径 20～133(234) μm,长至 465 μm,壁厚薄不一,壁厚者层纹明显,纹孔细,有的含棕色物。后生皮层细胞棕色,表面观呈类方形或长多角形,壁不均匀增厚,有的呈瘤状突入细胞腔。

【理化鉴别】供试品色谱中,在与对照品色谱相应的位置上,显相同颜色的斑点[《中国药典》2015 年版草乌鉴别(2)]。

【检查】杂质(残茎):不得超过 5%(《中国药典》2015 年版通则 2301)。

水分:不得超过 12.0%(《中国药典》2015 年版通则 0832 第二法)。

总灰分:不得超过 6.0%(《中国药典》2015 年版通则 2302)。

【含量测定】照高效液相色谱法(《中国药典》2015 年版通则 0512)测定,本品按干燥品计算,含乌头碱($C_{34}H_{47}NO_{11}$)、次乌头碱($C_{33}H_{45}NO_{10}$)和新乌头碱($C_{33}H_{45}NO_{11}$)的总量应为 0.10%~0.50%。

【功效】祛风除湿,温经止痛。

15. 藁本

【别名】辽藁本(植物名)。

【来源】为伞形科植物藁本 *Ligusticum sinense* Oliv. 或辽藁本 *Ligusticum jeholense* Nakai et Kitag. 的干燥根茎和根。

【识别特征】体态:多年生草本,高 30~60 cm,茎紫色中空,下部分枝。

根:根茎短、其上着生多数细长根,黑褐色,断面黄白,有浓香气。

叶:基生叶早枯,茎生叶互生,中下部叶大,叶柄长而呈鞘状,叶 2~3 回羽状全裂,叶缘有齿。

花果:复伞形花序顶生、花小、白色,双悬果椭圆形。

【生长环境】生于山地林缘潮湿处,阴坡洼地。

【产地】藁本主产于四川阿坝藏族自治州、巫山、巫溪,湖北巴东、兴山、长阳,湖南茶陵,陕西安康;辽藁本主产于河北龙关、蔚县、承德,辽宁盖县、凤城,此外,山西繁峙、沁县、山东大部分地区及内蒙古呼伦贝尔盟亦产。

【采收季节】秋季茎叶枯萎或翌春出苗时采挖。

【加工方法】刨出后去净秧茬,摘掉草毛根及土杂质(收水货时要严格检查质量、加工干净再收购),放席上晒干(指头部疙瘩干透)。

【药材鉴别】

鉴别歌诀

藁本根茎团块状,
表面黑棕显抽皱,
密生须根体轻脆,
断面黄白气芳香。

藁本根茎呈不规则结节状圆柱形,稍扭曲,有分枝,长 3～10 cm,直径 1～2 cm。表面棕褐色或暗棕色,粗糙,有纵皱纹,上侧残留数个凹陷的圆形茎基,下侧有多数点状突起的根痕和残根。体轻,质较硬,易折断,断面黄色或黄白色,纤维状。气浓香,味辛、苦、微麻。辽藁本较小,根茎呈不规则的团块状或柱状,长 1～3 cm,直径 0.6～2 cm。有多数细长弯曲的根。

【商品质量要求】干货、整齐个大,表面黑棕色或棕褐色,香气浓,无杂质。

【包装保管】装标准新麻袋或机扎包。放干燥通风处,防止受潮。

【理化鉴别】供试品色谱中,在与对照药材色谱相应的位置上,显相同颜色的荧光主斑点(《中国药典》2015 年版藁本鉴别)。

【检查】水分:不得超过 10.0%(《中国药典》2015 年版通则 0832第四法)。

总灰分:不得超过 15.0%(《中国药典》2015 年版通则 2302)。

酸不溶性灰分:不得超过 10.0%(《中国药典》2015 年版通则 2302)。

【浸出物】照醇溶性浸出物测定法(《中国药典》2015 年版通则 2201)项下的热浸法测定,用乙醇做溶剂,不得少于 13.0%。

【含量测定】照高效液相色谱法(《中国药典》2015 年版通则 0512)

测定,本品按干燥品计算,含阿魏酸($C_{10}H_{10}O_4$)不得少于 0.050%。

【功效】祛风,散寒,除湿,止痛。

16. 茜草

【别名】红茜草。

【来源】为茜草科植物茜草 *Rubia cordifolia* L. 的干燥根和根茎。

【识别特征】体态:多年生攀援草本。根数条至数十条丛生,外皮紫红色或橙红色。茎方形,四棱,棱上生多数倒生小刺。

叶:叶四片轮生,具长柄,叶片形状变化较大,基部心形,上面粗糙,下面沿中脉及叶柄均有倒刺,全缘,基出脉 5。

花果:聚伞花序腋生及顶生,常集成大而疏散的圆锥花序;花小,黄白色;花萼不显;花冠辐状,5 裂,雄蕊 5,子房下位,2 室。浆果球形,红色后转为黑色。

【生长环境】生于山坡、沟边、路旁。

【产地】主产于陕西、河南、河北、安徽、山东等地。

【采收季节】春、秋两季采挖。

【加工方法】除去秧茬、泥土,干燥。

【药材鉴别】根茎呈结节状,丛生粗细不等的根。根呈圆柱形,略弯曲,长 10～25 cm,直径 0.2～1 cm;表面红棕色或暗棕色,具细纵皱纹和少数细根痕;皮部脱落处呈黄红色。质脆,易折断,断面平坦皮部狭,紫红色,木部宽广,浅黄红色,导管孔多数。气微,味微苦,久嚼刺舌。

【商品质量要求】以条粗大,红棕色,断面红色,须根少为佳。

【包装保管】装标准新麻袋,存放于干燥通风处。

【显微鉴别】本品根横切面:木栓细胞 6～12 列,含棕色物。栓内层薄壁细胞有的含红棕色颗粒。韧皮部细胞较小。形成层不甚明显。木质部占根的主要部分,全部木化,射线不明显。薄壁细胞含草酸钙针晶束。

【理化鉴别】(1)取本品粉末 0.2 g,加乙醚 5 mL,振摇数分钟,滤过,滤液加氢氧化钠试液 1 mL,振摇,静置使分层,水层显红色;醚层无色,置紫外光灯(365 nm)下观察,显天蓝色荧光[《中国药典》2015年版茜草鉴别(2)]。

(2)供试品色谱中,在与对照药材色谱和对照品色谱相应的位置上,显相同颜色的荧光斑点[《中国药典》2015 年版茜草鉴别(3)]。

【检查】水分:不得超过 12.0%(《中国药典》2015 年版通则 0832第二法)。

总灰分:不得超过 15.0%(《中国药典》2015 年版通则 2302)。

酸不溶性灰分:不得超过 5.0%(《中国药典》2015 年版通则2302)。

【浸出物】照醇溶性浸出物测定法(《中国药典》2015 年版通则2201)项下的热浸法测定,用乙醇做溶剂,不得少于 9.0%。

【含量测定】照高效液相色谱法(《中国药典》2015 年版通则 0512)测定,本品按干燥品计算,含大叶茜草素($C_{17}H_{15}O_4$)不得少于 0.40%,羟基茜草素($C_{14}H_8O_5$)的总量不得少于 0.10%。

【功效】凉血,祛瘀,止血,通经。

17. 白薇

【别名】山老瓜瓢。

【来源】为萝藦科植物白薇 *Cynanchum atratum* Bge. 或蔓生白薇 *Cynanchum versicolor* Bge. 的干燥根和根茎。

【识别特征】体态:直立白薇,多年生草本,茎直立,高 50～90 cm,常不分枝,有白色短柔毛,折断有白浆。

根:根茎短,下端簇生多数细长条状根,淡棕黄色或淡黄褐色。

叶:叶对生,稀为互生状,宽卵形,长 1～3 寸;全缘或皱波状,背面密生短白毛。

花果：花簇生于上部叶腋，花冠黑紫色，5 裂，蓇葖果仅一枚成熟，纺锤形，长 5～7 cm。

【生长环境】生于山坡或林缘。

【产地】主产安徽、湖北、辽宁、黑龙江、吉林、河北等省；蔓生白薇产于辽宁、河北、河南、山东、安徽等省。

【采收季节】春、秋两季刨采。

【加工方法】刨出后去净秧苲、泥土、砂石块，晒干即可。

【药材鉴别】根状茎呈类圆柱形，略横向延长，弯曲呈结节状根细长圆柱形，丛生于根状茎上，形如马尾。表面黄棕色，有细纵纹，质脆，易折断，折断时有粉尘飞出，断面略平坦，有小黄心，气微弱，味苦。

【商品质量要求】干货，根黄棕色，粗壮，条均匀，断面类白色，实心，无杂质为佳。

【包装保管】装新麻袋或机器轧包。

【显微鉴别】根横切面：表皮细胞 1 列，通常仅部分残留。下皮细胞 1 列，径向稍延长；分泌细胞长方形或略弯曲，内含黄色分泌物。皮层宽广，内皮层明显。木质部细胞均木化，导管大多位于两侧，木纤维位于中央。薄壁细胞含草酸钙簇晶及大量淀粉粒。

粉末灰棕色。草酸钙簇晶较多，直径 7～45 μm，分泌细胞类长方形，常内含黄色分泌物。木纤维长 160～480 μm，直径 14～24 μm。石细胞长 40～50 μm，直径 10～30 μm。导管以网纹导管、具缘纹孔导管为主。淀粉粒单粒脐点点状、裂缝状或三叉状，直径 4～10 μm；复粒由 2～6 分粒组成。

【理化鉴别】供试品色谱中，在与对照药材色谱相应的位置上，显相同颜色的斑点［《中国药典》2015 年版白薇鉴别（2）］。

【检查】杂质：不得超过 4%（《中国药典》2015 年版通则 2301）。

水分：不得超过 11.0%（《中国药典》2015 年版通则 0832 第二法）。

总灰分:不得超过 13.0%(《中国药典》2015 年版通则 2302)。

酸不溶性灰分:不得超过 4.0%(《中国药典》2015 年版通则 2302)。

【浸出物】照醇溶性浸出物测定法(《中国药典》2015 年版通则 2201)项下的热浸法测定,用稀乙醇做溶剂,不得少于 19.0%。

【功效】清热凉血,利尿通淋,解毒疗疮。

附注:蔓生白薇与直立白薇的区别:茎上部蔓生,被短柔毛,叶卵形或椭圆形,花较小,初开时黄绿色,后渐变为黑紫色。

18. 丹参

【别名】大红袍、红根。

【来源】为唇形科植物丹参 *Salvia miltiorrhiza* Bge. 的干燥根和根茎。

【识别特征】体态:多年生直立草本,全体密生淡黄色柔毛及腺毛。茎四棱,高 1～3 尺。

根:根多分枝,圆柱形,土红色。

叶:单数羽状复叶对生,小叶 5 片,少为 3 片或 7 片,顶端小叶最大。卵圆形至阔卵圆形,边缘有圆齿。

花果:轮伞花序总状排列,顶生或腋生,花唇形,蓝紫色。小坚果长圆形,熟时暗棕色或黑色。

【生长环境】生于山野阳坡,坝界。亦有人工种植。

【产地】主产四川、山西、河北、江苏、安徽等省。此外,辽宁、陕西、河南、湖北、浙江、福建、山东等省亦产。

【采收季节】春、秋两季采挖,春季由化冻至小满;秋季由秧叶枯萎开始至结冻止。

【加工方法】刨出后去净秧茬,泥土及杂质,晒干。

【药材鉴别】

鉴别歌诀

丹参分枝圆柱形，
表面棕红显粗糙，
体轻易折皮脱落，
断面黄棕菊花状。

根呈细长圆柱形，微弯曲，有时多分枝，表面红色或砖红色，有不规则的纵皱，外皮糟朽粗糙，多鳞片状脱落。质轻、易折断。断面黄棕色，外层色较深，内层有放射状排列的筋脉小点，如菊花状，气微，味微苦涩。

【商品质量要求】干货，条粗，色红，无芦头无须根，断面有菊花状白点，无杂质为佳。

【包装保管】装标准新麻袋或机扎包，放干燥通风处，防止受潮。

【显微鉴别】本品粉末红棕色。石细胞类圆形、类三角形、类长方形或不规则形，也有延长呈纤维状，边缘不平整，直径 $14\sim70~\mu m$，长可达 $257~\mu m$，孔沟明显，有的胞腔内含黄棕色物。木纤维多为纤维管胞，长梭形，末端斜尖或钝圆，直径 $12\sim27~\mu m$，具缘纹孔点状，纹孔斜裂缝状或十字形，孔沟稀疏。网纹导管和具缘纹孔导管直径 $11\sim60~\mu m$。

【理化鉴别】供试品色谱中，在与对照药材色谱和对照品色谱相应的位置上，显相同颜色的斑点或荧光斑点[《中国药典》2015 年版丹参鉴别（2）]。

【检查】水分：不得超过 13.0%（《中国药典》2015 年版通则 0832第二法）。

总灰分：不得超过 10.0%（《中国药典》2015 年版通则 2302）。

酸不溶性灰分：不得超过 3.0%（《中国药典》2015 年版通则2302）。

重金属及有害元素：照铅、镉、砷、汞、铜测定法（《中国药典》2015年版通则2321原子吸收分光光度法或电感耦合等离子体质谱法）测定，铅不得超过5 mg/kg；镉不得超过0.3 mg/kg；砷不得超过2 mg/kg；汞不得超过0.2 mg/kg；铜不得超过20 mg/kg。

【浸出物】水溶性浸出物：照水溶性浸出物测定法（《中国药典》2015年版通则2201）项下的冷浸法测定，不得少于13.0%。

醇溶性浸出物　照醇溶性浸出物测定法（《中国药典》2015年版通则2201）项下的热浸法测定，用乙醇做溶剂，不得少于15.0%。

【含量测定】丹参酮类：照高效液相色谱法（《中国药典》2015年版通则0512）测定，本品按干燥品计算，含丹参酮Ⅱ$_A$（$C_{19}H_{18}O_3$）、隐丹参酮（$C_{19}H_{20}O_3$）和丹参酮Ⅰ（$C_{18}H_{12}O_3$）的总量不得少于0.25%。

丹酚酸B：照高效液相色谱法（《中国药典》2015年版通则0512）测定，本品按干燥品计算，含丹酚酸B（$C_{36}H_{30}O_{16}$）不得少于3.0%。

【功效】活血祛瘀，通经止痛，清心除烦，凉血消痈。

19. 徐长卿

【别名】对叶草。

【来源】为萝摩科植物徐长卿 *Cynanchum paniculatum* （Bge.）Kitag. 的干燥根和根茎。

【识别特征】体态：多年生直立草本，含白色有毒的乳汁。

根茎：根茎短，上生多数淡棕色须根。

叶：叶对生，线状披针形或线形，长3～9 cm，全缘，中脉隆起。

花果：圆锥状聚伞花序顶生或腋生，花淡黄绿色或绿白色，花冠五裂。蓇葖果纺锤形，先端长渐尖。种子顶端丛生长白毛。

【生长环境】生于山坡草地。

【产地】主产河北省秦皇岛市青龙县、承德市宽城县等地。

【采收季节】花期采收。

【加工方法】刨下带根全草,去净泥土杂质,晾至七八成干,捆成小把,再晾干透。

【药材鉴别】根茎呈不规则柱状,有盘节,长 0.5～3.5 cm,直径 2～4 mm。有的顶端带有残茎,细圆柱形,长约 2 cm,直径 1～2 mm,断面中空;根茎节处周围着生多数根。根呈细长圆柱形,弯曲,长 10～16 cm,直径 1～1.5 mm。表面淡黄白色至淡棕黄色或棕色,具微细的纵皱纹,并有纤细的须根。质脆,易折断,断面粉性,皮部类白色或黄白色,形成层环淡棕色,木部细小。气香,味微辛凉。

【商品质量要求】干货、根、茎、叶、花、果齐全,完整,色灰绿或黄绿,无残叶杂质为佳。

【包装保管】机轧包,放干燥通风处,防止受潮。

【显微鉴别】本品粉末浅灰棕色。外皮层细胞表面观类多角形,垂周壁细波状弯曲,细胞间有一类方形小细胞,木化;侧面观呈类长方形,有的细胞径向壁有增厚的细条纹。草酸钙簇晶直径 7～45 μm。分泌细胞类圆形或长椭圆形,内含淡黄棕色分泌物。内皮层细胞类长方形,垂周壁细波状弯曲。

【理化鉴别】供试品色谱中,在与对照品色谱相应的位置上,显相同的蓝褐色斑点[《中国药典》2015 年版徐长卿鉴别(2)]。

供试品色谱中,在与对照药材色谱相应的位置上,显相同颜色的斑点或荧光斑点[《中国药典》2015 年版徐长卿鉴别(3)]。

【检查】水分:不得超过 15.0%(《中国药典》2015 年版通则 0832 第四法)。

总灰分:不得超过 10.0%(《中国药典》2015 年版通则 2302)。

酸不溶性灰分:不得超过 5.0%(《中国药典》2015 年版通则 2302)。

【浸出物】照醇溶性浸出物测定法(《中国药典》2015 年版通则 2201)项下的热浸法测定,用乙醇做溶剂,不得少于 10.0%。

【含量测定】照高效液相色谱法(《中国药典》2015 年版通则 0512)

测定,本品按干燥品计算,含丹皮酚($C_9H_{10}O_3$)不得少于 1.3%。

【功效】祛风,化湿,止痛,止痒。

20.苍术

【别名】北苍术(植物名)、山姜、山刺菜。

【来源】为菊科植物茅苍术 *Atractylodes lancea*（Thunb.）DC. 或北苍术 *Atractylodes chinensis*（DC.）Koidz. 的干燥根茎。

【识别特征】体态为多年生直立草本,高 40～70 cm,茎不分枝或上部分枝。

根茎:根茎横生,粗大,须根多。

叶:单叶互生,中下部叶常 3～5 深裂,中间裂片倒卵形或卵状、椭圆形,上部叶不分裂或一侧开裂,边缘均有刺齿,基部渐窄成短柄或无柄。

花果:头装花序顶生,直径约 1～2 cm,花白色,瘦果密生白色冠毛。

【生长环境】生于山野阴坡、阳坡梁岗等处。

【产地】茅苍术主产于江苏、湖北、河南等省,北苍术主产于河北、山西、山西、内蒙古等省(自治区)。

【采收季节】春、秋两季创采,春季由化冻至芒种(阳历五月末至六月初),秋季由立秋(阳历八月中旬)至结冻止。

【加工方法】刨出后去净秧茬、泥土、杂质及纤维腿子即可收购。收上水货放场子上晒三四成干(须毛根基本干了)撞头遍,撞净土杂质和毛须根;再晒至六七成干撞第二遍,撞去大部分老皮,再放席上晒八九成干撞第三遍,撞至体形光滑呈黄白色为止。

加工时应注意以下几个方面问题:

(1)苍术鲜货水分大,易发霉变质,不宜堆大堆,要堆长条形堆,勤翻倒,防止发热。

（2）先收的水货要先加工，后收的水货后加工。一般 3 d 内收的水货可一起晾晒加工。撞完二遍放席上晾晒不能粘土。

（3）加工时掌握时机（火候），该撞几遍就撞几遍，不能偷工减料，如果加工及时，成品质量好，色鲜、体重、质实，断面带有朱砂点。如果翻倒、晾晒、加工不及时，成品质次，体轻，色黑，断面糟朽，没有朱砂点。

【药材鉴别】

茅苍术呈不规则连珠状或结节状圆柱形，略弯曲，偶有分枝，长 3～10 cm，直径 1～2 cm。表面灰棕色，有皱纹、横曲纹及残留须根，顶端具茎痕或残留茎基。质坚实，断面黄白色或灰白色，散有多数橙黄色或棕红色油室，暴露稍久，可析出白色细针状结晶。气香特异，味微甘、辛、苦。北苍术呈疙瘩块状或结节状圆柱形，长 4～9 cm，直径 1～4 cm。表面黑棕色，除去外皮者黄棕色。质较疏松，断面散有黄棕色油室。香气较淡，味辛、苦。

【商品质量要求】干货、个大、体重质实，表面黄白色，断面白色带有朱砂点，气芳香，不霉，无腿子及杂质为佳。

【包装保管】装标准新麻袋，每袋约装 40 kg，扎紧口，放通风干燥处，防止受潮。

注意：货不干透不能装袋，以防变质。

【显微鉴别】本品粉末棕色。草酸钙针晶细小，长 5～30 μm，不规则地充塞于薄壁细胞中。纤维大多成束，长梭形，直径约至 40 μm，壁甚厚，木化。石细胞甚多，有时与木栓细胞连结，多角形、类圆形或类长方形，直径 20～80 μm，壁极厚。菊糖多见，表面呈放射状纹理。

【理化鉴别】供试品色谱中，在与对照药材色谱和对照品色谱相应的位置上，显相同颜色的斑点[《中国药典》2015 年版苍术鉴别（2）]。

【检查】水分：不得超过 13.0%（《中国药典》2015 年版通则 0832 第四法）。

总灰分：不得超过 7.0%（《中国药典》2015 年版通则 2302）。

【含量测定】避光操作。照高效液相色谱法(《中国药典》2015 年版通则 0512)测定,本品按干燥品计算,含苍术素($C_{13}H_{10}O$)不得少于 0.30%。

【功效】燥湿健脾,祛风散寒,明目。

21. 玉竹

【别名】铃铛菜、萎蕤、黄鸡菜根。

【来源】为百合科植物玉竹 *Polygonatum ordoratu*m (Mill.) Druce 的干燥根茎。

【识别特征】体态:多年生草本,高 30～70 cm。茎常稍稍向下弓弯,有棱。

根茎:根茎横走,白色稍黄,肥厚,粗 0.5～1.3 cm、有不等长的节间,密生须根。

叶:叶互生,椭圆形,长 5～12 cm。

花果:花腋生,白色,下垂,通常 2 朵生于总梗顶端,无苞片浆果紫色。

【生长环境】生于山野阴坡,林下石隙中。

【产地】主产于湖南邵东、祁阳,河南嵩县、伊川、江苏海门、南通,浙江新昌、孝丰。此外,河北、安徽、江西、东北等地均产。

【采收季节】春、秋两季刨采,春节由化冻至小满止,秋季由立秋至秋分止(太晚采刨不易加工晾晒)。

【加工方法】将根茎刨出后(勿刨断)去净秧茬、泥土、杂质。收上鲜货及时晾晒加工,具体方法:随晒随用手揉搓和用撞药筐轻溜撞。揉搓一、二、三遍时手劲要轻(避免破皮及折断条),以后逐渐加重手劲(揉搓力一次比一次加重),在揉搓过程中,随时将大个的玉竹挑出来晾晒加工。具体要求"将大个玉竹晾晒稍倒浆(稍软)时,用撞筐轻溜下须子、土质(避免撞破皮),放席上晾晒一般在中午揉搓溜撞,每日揉两次,至体内无硬心,质坚实,半透明为止,晒干透。在装袋之前利用中午溜撞一下就直接装袋。

　　注:(1)在收购时应注意,有一种生长多年的大玉竹(俗称"老黄羊皮")皮厚、土黄色,毛须少,断面带裂隙,此种不收购。

　　(2)玉竹鲜货水分大,不宜堆大堆,随收随加工,防止霉变。

　　(3)晾晒加工一定要及时,否则成品多数是秕玉竹。

【药材鉴别】

鉴别歌诀

玉竹有节圆柱形,
表面淡黄半透明,
断面黄白角质样,
嚼之味甜有黏性。

呈长圆柱形,略扁,少有分枝,长4~18 cm,直径0.3~1.6 cm。表面黄白色或淡黄棕色,半透明,具纵皱纹和微隆起的环节,有白色圆点状的须根痕和圆盘状茎痕。质硬而脆或稍软,易折断,断面角质样或显颗粒性。气微,味甘,嚼之发黏。

【商品质量要求】干货、黄白色或淡黄色质实饱满半透明,两端等粗,光泽柔润,无秕子,无碎碴及杂质为佳。

【包装保管】装新麻袋,封口,放干燥通风处,防止受潮、霉变、虫蛀。

【显微鉴别】本品横切面:表皮细胞扁圆形或扁长方形,外壁稍厚,角质化。薄壁组织中散有多数黏液细胞,直径80~140 μm,内含草酸钙针晶束。维管束外韧型,稀有周木型,散列。

【检查】水分:不得超过16.0%(《中国药典》2015年版通则0832

第二法)。

总灰分:不得超过 3.0%(《中国药典》2015 年版通则 2302)。

【浸出物】照醇溶性浸出物测定法(《中国药典》2015 年版通则 2201)项下的冷浸法测定,用 70%乙醇做溶剂,不得少于 50.0%。

【含量测定】本品按干燥品计算,含玉竹多糖以葡萄糖($C_6H_{12}O_6$)计,不得少于 6.0%(《中国药典》2015 年版玉竹含量测定)。

【功效】养阴润燥,生津止渴。

附注:小玉竹的根茎也作玉竹入药,主要区别特征:根状茎细长,体瘦,无韧性,直径 3～5 mm,有较多须根。植物体有两片与花等长的叶状苞片。

22. 黄精

【别名】黄鸡、白豆子、山姜。

【来源】为百合科植物滇黄精 *Polygonatum kingianum* Coll. et Hemsl.、黄精 *Polygonatum sibiricum* Red. 或多花黄精 *Polygonatum cyrtonema* Hua 的干燥根茎。按形状不同,习称"大黄精""鸡头黄精""姜形黄精"。

【识别特征】体态:多年生直立草本、高 50～90 cm。

根茎:根茎横走,肥厚,黄白色,节明显,茎基部分膨大,须根少。

叶:叶狭长,通常 5(也有 4 或 6～7 枚)枚轮生,无柄、线状披针形,先端卷曲。

花果:花腋生、下垂,总梗顶端 2 分叉,各叉着花一朵,花被筒状,6 裂淡绿白色,浆果球形,熟时黑色。

【生长环境】生于山坡杂木林或灌木丛边缘,多生长在阳坡。

【产地】姜形黄精主产于贵州遵义、毕节、安顺,湖南安化、沅陵、黔阳,四川内江、江彰,湖北黄岗、孝感,安徽芜湖、六安,浙江瑞安、平阳等地,以贵州、湖南产量大而质优。鸡头黄精主产于河北遵化、迁安、承德,内蒙古武川、卓资、凉城、仓头,此外东北、河南、山东、山西、陕西等省亦产。大黄精主产于贵州罗甸、兴义、贞丰、兴岭,云南曲靖、大姚,广西靖西、德保、隆林、乐业等地。

【采收季节】春、秋两季采刨,春季由化冻至小满,秋季由立秋至秋分(太晚采刨不易加工)。

【加工方法】同玉竹

【药材鉴别】

鉴别歌诀

黄精黄白半透明,
一端粗大一端小,
形似鸡头节不显,
断面散有黄白点。

大黄精:呈肥厚肉质的结节块状,结节长可达 10 cm 以上,宽 3～6 cm,厚 2～3 cm。表面淡黄色至黄棕色,具环节,有皱纹及须根痕,结节上侧茎痕呈圆盘状,圆周凹入,中部突出。质硬而韧,不易折断,断面角质,淡黄色至黄棕色。气微,味甜,嚼之有黏性。

鸡头黄精:呈结节状弯柱形,长 3～10 cm,直径 0.5～1.5 cm。结节长 2～4 cm,略呈圆锥形,常有分枝。表面黄白色或灰黄色,半透明,有纵皱纹,茎痕圆形,直径 5～8 mm。

姜形黄精:呈长条结节块状,长短不等,常数个块状结节相连。表面灰黄色或黄褐色,粗糙,结节上侧有突出的圆盘状茎痕,直径 0.8～1.5 cm。

味苦者不可药用。

【商品质量要求】干货、个大,质坚饱满,色黄白,断面平坦透明,无秕子,无杂质为佳。

【包装保管】装新麻袋、封口、放干燥通风处,防止受潮。

【显微鉴别】本品横切面:大黄精表皮细胞外壁较厚。薄壁组织间散有多数大的黏液细胞,内含草酸钙针晶束。维管束散列,大多为周木型。

鸡头黄精、姜形黄精 维管束多为外韧型。

【理化鉴别】供试品色谱中,在与对照药材色谱相应的位置上,显相同颜色的斑点[《中国药典》2015年版黄精鉴别(2)]。

【检查】水分:不得超过18.0%(《中国药典》2015年版通则0832第四法)。

总灰分:取本品,80℃干燥6小时,粉碎后测定,不得超过4.0%(《中国药典》2015年版通则2302)。

【浸出物】照醇溶性浸出物测定法(《中国药典》2015年版通则2201)项下的热浸法测定,用稀乙醇做溶剂,不得少于45.0%。

【含量测定】本品按干燥品计算,含黄精多糖以葡萄糖($C_6H_{12}O_6$)计,不得少于7.0%(《中国药典》2015年版黄精含量测定)。

【功效】补气养阴,健脾,润肺,益肾。

附注:同作黄精入药的有热河黄精的根状茎,但叶为互生,主要区别特征:叶卵形或长卵形,边缘波状,排列较密,伞形花序腋生、通常5朵以上生于细长花序柄的顶端,根状茎的节较密。

承德地区常把黄精当作玉竹收购。其商品区别是:条细长、平直、粗细均匀、节多而明显的是玉竹。呈结节状,一端大一端小,节不甚明显是黄精。

23.升麻

【别名】苦力芽根。

【来源】为毛茛科植物大三叶升麻 *Cimicifuga heracleifolia* Kom.、兴安升麻 *Cimicifuga dahurica*（Turcz.）Maxim. 或升麻 *Cimicifuga foetida* L.的干燥根茎。

【识别特征】兴安升麻:体态:多年生直立草本,高 80～150 cm,密生柔毛。

根茎:根茎呈不规则的长块状,有洞状茎痕,表面黑褐色或棕褐色,粗糙不平,密生须根。

叶:为二回三出复叶,小叶卵形或宽卵形,深裂或浅裂,边缘有不规则的重锯齿。

花果:花小而多,单性,白色,雌雄异株,集成圆锥花序,蓇葖果熟时黄褐色。

【生长环境】生于潮湿的阴坡、林下和山沟。

【产地】川升麻(升麻、西升麻)主产于陕西雒南、西安,四川南坪、西昌、灌县,青海互助、湟中。此外,云南、甘肃、河南、湖北也产。北升麻主产于黑龙江及河北承德、龙关、张家口,山西大同,内蒙古集宁、凉城。关升麻主产于辽宁本溪、铁岭、风城,吉林永吉、桦甸及黑龙江等地。

【采收季节】春、秋两季采刨,春季由化冻至小满,秋季由立秋至寒露。

【加工方法】刨出后去净秧苴、泥土,放场子上晾晒,晒一至两天,待周身须毛晒干后用火燎净全身须毛,要注意火候。如果燎大了成炭,燎小了毛须子去不掉,不好加工。火燎的方法:在地上挖个坑,两边垒上墙,上面排放铁条或铁筅子,筅子上面放升麻,底下烧火,边燎边翻个,燎过的检查一下,将个别没燎净毛须的挑出来再燎净。将燎完的升麻及时晾晒,晒至三四成干撞头遍,撞去黑皮,再放席上晒至六七成干撞第二遍,呈黑红色,晒至十成干撞第三遍,体形光滑呈黑棕色。

【药材鉴别】

> **鉴别歌诀**
>
> 升麻块状多分枝,
> 表面棕黑有空洞,
> 体轻质坚不易折,
> 断面黄白纤维性。

根状茎呈不规则的长形块状,多分枝呈结节状。表面黑棕色或暗棕色,粗糙不平,上面具多数圆形空洞(茎基痕及未去净的须根,圆洞内壁有放射状沟纹,质坚体轻,不易折断,断面黄白色或微带绿色,纤维性,气无,味微苦涩。

【商品质量要求】干货、块大,外皮棕黑色,有光泽,断面黄白色,无须根,不霉,无杂质为佳。

【包装保管】装标准新麻袋,放干燥通风处,防止受潮变质。

【显微鉴别】本品粉末黄棕色。后生皮层细胞黄棕色,表面观呈类多角形,有的垂周壁及平周壁瘤状增厚,突入胞腔。木纤维多,散在,细长,纹孔口斜裂缝状或相交呈"人"字形或"十"字形。韧皮纤维多散在或成束,呈长梭形,孔沟明显。

【理化鉴别】供试品色谱中,在与对照品色谱相应的位置上,显相同颜色的荧光斑点[《中国药典》2015 年版升麻鉴别(2)]。

【检查】杂质:不得超过 5%(《中国药典》2015 年版通则 2301)。

水分:不得超过 13.0%(《中国药典》2015 年版通则 0832 第二法)。

总灰分:不得超过 8.0%(《中国药典》2015 年版通则 2302)。

酸不溶性灰分:不得超过 4.0%(《中国药典》2015 年版通则 2302)。

【浸出物】照醇溶性浸出物测定法(《中国药典》2015 年版通则 2201)项下的热浸法测定,用稀乙醇做溶剂,不得少于 17.0%。

【含量测定】照高效液相色谱法(《中国药典》2015 年版通则 0512)

测定,本品按干燥品计算,含异阿魏酸($C_{10}H_{10}O_4$)不得少于 0.10%。

【功效】发表透疹,清热解毒,升举阳气。

24.北豆根

【别名】野豆根。

【来源】为防己科植物蝙蝠葛 *Menispermum dauricum DC.* 的干燥根茎。

【识别特征】体态:缠绕性落叶木质藤本,长可达 10 m,小枝有细纵条纹。

叶:叶圆肾形或宽卵形,顶端急尖或渐尖,基部浅心形,全缘或 3～7 浅裂,掌状脉 5～7 条;叶柄盾状着生。

花果:花序圆锥状,腋生,花单性,雌雄异株。果实核果状,圆肾形,直径 8～10 mm,成熟时黑紫色。

【生长环境】生于山坡、坝界、路旁。

【产地】产于东北、华北、华东地区。

【采收季节】春、秋两季采挖。

【加工方法】除去杂质,洗净,润透,切厚片,干燥。

【药材鉴别】根茎呈细长圆柱形,弯曲,有分枝,长可达 50 cm,直径 0.3～0.8 cm。表面黄棕色至暗棕色,多有弯曲的细根,并可见突起的根痕和纵皱纹,外皮易剥落。质韧,不易折断,断面不整齐,纤维细,木部淡黄色,呈放射状排列,中心有髓。气微,味苦。

【商品质量要求】以根茎粗壮,暗棕色,无须根、杂质者为佳。

【包装保管】打成捆或机扎包,存放于干燥通风处。

【显微鉴别】本品横切面:表皮细胞 1 列,外被棕黄色角质层,木栓层为数列细胞。皮层较宽,老的根茎有石细胞散在。中柱鞘纤维排列成新月形。维管束外韧型,环列。束间形成层不明显。木质部由导管、管胞、木纤维及木薄壁细胞组成,均木化。中央有髓。薄壁细胞含淀粉粒及细小草酸钙结晶。

粉末淡棕黄色。石细胞单个散在,淡黄色,分枝状或不规则形,直径 43～147 μm(200 μm),胞腔较大。中柱鞘纤维多成束,淡黄色,直径 18～34 μm,常具分隔。木纤维成束,直径 10～26 μm,壁具斜纹孔或交叉纹孔。具缘纹孔导管。草酸钙结晶细小。淀粉粒单粒直径 3～12 μm;复粒 2～8 分粒。

【理化鉴别】供试品色谱中,在与对照药材色谱相应的位置上,显相同颜色的荧光斑点[《中国药典》2015 年版北豆根鉴别(2)]。

【检查】杂质:不得超过 5%(《中国药典》2015 年版通则 2301)。

水分:不得超过 12.0%(《中国药典》2015 年版通则 0832 第二法)。

总灰分:不得超过 7.0%(《中国药典》2015 年版通则 2302)。

酸不溶性灰分:不得超过 2.0%(《中国药典》2015 年版通则 2302)。

【浸出物】照醇溶性浸出物测定法(《中国药典》2015 年版通则 2201)项下的热浸法测定,用乙醇做溶剂,不得少于 13.0%。

【含量测定】照高效液相色谱法(《中国药典》2015 年版通则 0512)测定,本品按干燥品计算,含蝙蝠葛苏林碱($C_{37}H_{42}N_2O_6$)和蝙蝠葛碱($C_{38}H_{44}N_2O_6$)的总量不得少于 0.60%。

【功效】清热解毒,祛风止痛。

25. 知母

【别名】蒜辫子草。

【来源】为百合科植物知母 *Anemarrhena asphodeloides* Bge. 的干燥根茎。

【识别特征】体态:多年生草本,高达 1 m。

根茎:根茎横走,密生枯叶基部裂成的黄褐色纤维。

叶:基生叶丛生,线形,长 5～60 cm。

花果:花葶从叶丛中抽出,直立,其上散生鳞片状小苞叶,花 2～3

朵簇生于苞腋,集成长穗状花序,花被筒形,黄白色,果长圆形,熟后 3 裂,种子黑色。

【生长环境】生于向阳干燥的丘陵及沙丘上。

【产地】主产于河北山区、山西、内蒙古、陕西、东北的西部等地,以河北易县产品最佳,称"西陵知母"。

【采收季节】春、秋两季采刨,我区多以春季采刨为主,春季由化冻至苗高四寸止。

【加工方法】刨出后,去掉秧苗及须根,掰掉芽嘴子,翻晒干,即为毛知母。

趁鲜洗净泥土,用小刀削净外皮,(露白色)晒干,即为知母肉。

【药材鉴别】

鉴别歌诀

扁圆柱形毛知母,
密被黄棕毛状物,
断面黄白颗粒状,
质硬易折味甜苦。

毛知母:根状茎扁圆柱形,微弯曲,一端较粗,一端较细,上表面密被黄棕色至棕色的毛状物,下表面无毛而有凹陷或突起的根痕。头部有浅黄色的叶痕及茎痕。质硬而易折断,断面黄白色,颗粒状,气特异,味微甜而后苦。

鉴别歌诀

知母肉去老皮,
色黄白体又肥,
无朽头略弯曲,
口嚼之显黏性。

【商品质量要求】毛知母：干货，个大条肥，无芽嘴子，无须根。

知母肉：干货，白色或黄白色，无老皮，体肥不碎，无朽头，无杂质。

【包装保管】装标准新麻袋，放干燥通风处。防止受潮。

【显微鉴别】本品粉末黄白色。黏液细胞类圆形、椭圆形或梭形，直径 $53\sim247\ \mu m$，胞腔内含草酸钙针晶束。草酸钙针晶成束或散在，长 $26\sim110\ \mu m$。

【理化鉴别】(1)供试品色谱中，在对照品色谱相应的位置上，显相同颜色的荧光斑点[《中国药典》2015 年版知母鉴别(2)]。

(2)供试品色谱中，在与对照品色谱相应的位置上，显相同颜色的斑点[《中国药典》2015 年版知母鉴别(3)]。

【检查】水分：不得超过 12.0%(《中国药典》2015 年版通则 0832 第二法)。

总灰分：不得超过 9.0%(《中国药典》2015 年版通则 2302)。

酸不溶性灰分：不得超过 4.0%(《中国药典》2015 年版通则 2302)。

【含量测定】芒果苷：照高效液相色谱法(《中国药典》2015 年版通则 0512)测定，本品按干燥品计算，含芒果苷($C_{19}H_{18}O_{11}$)不得少于0.70%。

知母皂苷 BⅡ：照高效液相色谱法(《中国药典》2015 年版通则 0512)测定，本品按干燥品计算，含知母皂苷 BⅡ($C_{45}H_{76}O_{19}$)不得少于 3.0%。

【功效】清热泻火，滋阴润燥。

26.刺五加

【别名】老虎撩子根、五加根。

【来源】为五加科植物刺五加 *Acanthopanax senticosus*（Rupr. et Maxim.）Harms 的干燥根及根茎。

【识别特征】落叶灌木。茎、枝密生细刺。

根：根多分枝，皮灰棕色，有特异气味。

叶：掌状复叶、互生、通常有 5 枚小叶；小叶椭圆状倒卵形或长圆形,长 5～7 cm,边有锯齿。

花果:球状伞形花序、花黄色或淡紫色;果为浆果状核果,球形,黑紫色,具 5 棱。

【生长环境】生于阴坡或阳坡林下,喜在潮湿肥沃土地生长。

【产地】主产于黑龙江呼玛、铁力、伊春、五常、阿城、尚志、宁安、虎林等地。此外吉林、辽宁、河北、山西、陕西等地亦产。

【采收季节】春、秋两季刨采,多以春季采收为主。

【加工方法】刨出水货,去净秧茬、泥土、杂质,除去须根和枯朽老根、趁鲜切成 2 市寸长段,晒干。

【药材鉴别】本品根茎呈结节状不规则圆柱形,直径 1.4～4.2 cm。根呈圆柱形,多扭曲,长 3.5～12 cm,直径 0.3～1.5 cm;表面灰褐色或黑褐色,粗糙,有细纵沟和皱纹,皮较薄,有的剥落,剥落处呈灰黄色。质硬,断面黄白色,纤维性。有特异香气,味微辛、稍苦、涩。

【商品质量要求】干货、根块整齐、无枯朽老根,无须毛根及杂质。

【包装保管】装标准新麻袋。放干燥通风处,防止受潮。

【显微鉴别】本品根横切面:木栓细胞数 10 列。栓内层菲薄,散有分泌道;薄壁细胞大多含草酸钙簇晶,直径 11～64 μm。韧皮部外侧散有较多纤维束,向内渐稀少;分泌道类圆形或椭圆形,径向径 25～51 μm,切向径 48～97 μm;薄壁细胞含簇晶。形成层成环。木质部占大部分,射线宽 1～3 列细胞;导管壁较薄,多数个相聚;木纤维发达。

根茎横切面:韧皮部纤维束较根为多;有髓。

茎横切面:髓部较发达。

【理化鉴别】供试品色谱中,在与对照药材色谱相应的位置上,显相同颜色的荧光斑点;在与对照品色谱相应的位置上,显相同的蓝色荧光斑点[《中国药典》2015 年版刺五加鉴别(2)]。

【检查】水分:不得超过 10.0%(《中国药典》2015 年版通则 0832 第二法)。

总灰分:不得超过 9.0%(《中国药典》2015 年版通则 2302)。

【浸出物】照醇溶性浸出物测定法(《中国药典》2015 年版通则 2201)项下的热浸法测定,用甲醇做溶剂,不得少于 3.0%。

【含量测定】照高效液相色谱法(《中国药典》2015 年版通则 0512)测定,本品按干燥品计算,含紫丁香苷($C_{17}H_{24}O_9$)不得少于 0.050%。

【功效】益气健脾,补肾安神。

　　　附注:另有一种无梗五加,与刺五加区别:茎上具锥形刺或无刺,球形头状花序,无伞梗。

27. 拳参

【别名】草河车、紫参、铜罗。

【来源】为蓼科蓼属植物拳参 *Polygonum bistorta* L. 的根状茎。

【识别特征】体态:多年生直立草本,茎细弱,常不分枝,高 60～100 cm。

根茎:根茎粗壮肥大,盘曲,外皮紫红色。

叶:基生叶大,有长柄,叶片卵状长圆形,至披针形边缘外卷,基部下延成翅;茎生叶披针形至线形,有柄至无柄苞茎,托叶鞘筒状。

花果:穗状花序顶生,密集成圆柱形,长 1 寸许;花白色或粉红色。瘦果包于宿存萼中。

【生长环境】生于山坡草丛阴湿处。

【产地】全国大部分地区均有分布,主产于河北、山西、甘肃、山东、江苏及湖北等地。

【采收季节】春初发芽时或秋季茎叶将枯萎时采挖。

【加工方法】刨出后,去净秧茬、泥土,晒干后用筐溜去毛须子。

【药材鉴别】根状茎呈扁圆柱形而弯曲,略呈节状,两头较细常对折卷起。表面紫黑色,有层状粗纹及未除净的须根残痕。质坚硬,断面浅粉红色、近边缘一圈灰白色的小点。气无,味苦涩。

【商品质量要求】干货、整齐、表面紫红色、断面粉红色、无糟朽及杂质者为佳。

【包装保管】装标准新麻袋。放干燥通风处，防止受潮。

【显微鉴别】本品粉末淡棕红色。木栓细胞多角形，含棕红色物。草酸钙簇晶甚多，直径 15～65 μm。具缘纹孔导管直径 20～55 μm，亦有网纹导管和螺纹导管。纤维长梭形，直径 10～20 μm，壁较厚，木化，孔沟明显。淀粉粒单粒椭圆形、卵形或类圆形，直径 5～12 μm。

【理化鉴别】供试品色谱中，在与对照药材色谱和对照品色谱相应的位置上，显相同颜色的斑点[《中国药典》2015 年版拳参鉴别(2)]。

【检查】水分：不得超过 15.0%(《中国药典》2015 年版通则 0832第二法)。

总灰分：不得超过 9.0%(《中国药典》2015 年版通则 2302)。

【浸出物】照醇溶性浸出物测定法(《中国药典》2015 年版通则 2201)项下的冷浸法测定，用乙醇做溶剂，不得少于 15.0%。

【含量测定】照高效液相色谱法(《中国药典》2015 年版通则 0512)测定，本品按干燥品计算，含没食子酸($C_7H_6O_5$)不得少于 0.12%。

【功效】清热解毒，消肿，止血。

28. 败酱根

【别名】臭败酱。

【来源】为败酱科败酱属植物黄花败酱 *Patrina scabiosaefolia* Fisch. ex Trev 的根及根茎。

【识别特征】体态：多年生直立草本。高 3～4 尺，节间长，上部分枝。

根茎：根茎粗壮，横卧或斜生，须根较粗，有臭酱味。

叶：基生叶丛生，有长柄，叶片长卵形，边缘有齿，茎生叶对生，有柄或近无柄，叶片羽状全裂或深裂，裂片 3～11 片，披针形边缘有齿。

花果：复伞房花序顶生，花小，黄色，瘦果椭圆形，有三棱。

【生长环境】生于山坡、草地、沟塘等处。

【产地】全国大部分地区有产,主产于四川、河北、河南、东北三省等地。

【采收季节】春秋两季刨采,以春季为宜。

【加工方法】刨出后,去净秧茬及泥土杂质,晒干即可。

【药材鉴别】根呈圆锥形,分枝多,表面粗糙,棕褐色,顶端有分枝的茎基痕迹,通体有纵皱纹,质坚韧,断面黄色,纤维性。有臭酱气味。

【商品质量要求】干货,根粗壮,质坚实,臭酱味浓,无杂质为佳。

【包装保管】装标准新麻袋,放干燥通风处,防止受潮。

【功效】消热解毒,行瘀消肿。

附注:亦有异叶败酱及同属植物混入,注意避免误采误收。

29. 狼毒

【别名】大猫眼草。

来源:为大戟科植物月腺大戟 *Euphorbia ebracteolata* Hayata 或狼毒大戟 *Euphorbia fischeriana* Steud. 的干燥根。

【识别特征】体态:多年生草本,含白色有毒的乳汁,茎单一,直立。

根:根肥大肉质,常不分枝,圆锥形,外皮红褐色,成片状剥落。

叶:基部叶鳞片状,互生,向上渐变大,中部叶长圆形至披针状长圆形,互生,上部叶轮生。

花果:杯状聚伞花序顶生,总花柄 5 条,花小,黄绿色,蒴果宽卵形,有沟。

【生长环境】生于高山阳坡或草地。

【产地】主产河北省承德市围场、丰宁坝上地区。

【采收季节】春、秋两季采。

【加工方法】刨出后去净秧茬,杂质,洗净泥土,趁鲜横切成 1 cm 厚片。晒干去净浮皮。

【药材鉴别】月腺大戟为类圆形或长圆形块片,直径 1.5～8 cm,厚 0.3～4 cm。外皮薄,黄棕色或灰棕色,易剥落而露出黄色皮部。切面黄白色,有黄色不规则大理石样纹理或环纹。体轻,质脆,易折断,断面有粉性。气微,味微辛。狼毒大戟外皮棕黄色,切面纹理或环纹显黑褐色。水浸后有黏性,撕开可见黏丝。

【商品质量要求】干货,片整齐,皮浅棕色,断面有轮状同心环,粉性大者为佳。

【包装保管】装麻袋,放干燥通风处,防止受潮。

【显微鉴别】月腺大戟 粉末黄白色。淀粉粒甚多,单粒球形、长圆形或半圆形,直径 3～34 μm,脐点裂隙状、人字状或星状,大粒层纹隐约可见;复粒由 2～5 粒组成;半复粒易见。网状具缘纹孔导管 18～80 μm。无节乳管多碎断,所含的油滴状分泌物散在;有时可见乳管内充满黄色分泌物。

狼毒大戟:粉末黄棕色。淀粉粒单粒直径 3～24 μm,复粒由 2～7 粒组成,半复粒少见。导管网状具缘纹孔导管,直径约 102 μm,乳汁无色。

【理化鉴别】供试品色谱中,在与对照药材色谱相应的位置上,显相同颜色的荧光斑点[《中国药典》2015 年版狼毒鉴别(2)]。

【检查】杂质:不得超过 2%(《中国药典》2015 年版通则 2301)。

水分:不得超过 13.0%(《中国药典》2015 年版通则 0832 第二法)。

总灰分:不得超过 9.0%(《中国药典》2015 年版通则 2302)。

酸不溶性灰分:不得超过 4.0%(《中国药典》2015 年版通则 2302)。

【浸出物】照醇溶性浸出物测定法(《中国药典》2015 年版通则 2201)项下的热浸法测定,用稀乙醇做溶剂,不得少于 18.0%。

【功效】散结,杀虫。

　　附注:另有一种为瑞香科狼毒属植物瑞香狼毒的根同作狼毒入药。我区产自雾灵山、都山等高山地区,未收商品。

第二章　果实种子类

1. 苦杏仁

【来源】为蔷薇科植物山杏 *Prunus armeniaca* L. var. *ansu* Maxim.、西伯利亚杏 *Prunus sibirica* L.、东北杏 *Prunus mandshurica*（Maxim.）Koehne 或杏 *Prunus armeniaca* L. 的干燥成熟种子。

【识别特征】体态：山杏：乔木。西伯利亚杏：灌木或小乔木。

叶：山杏：叶互生，卵形至近圆形，长 4～5 cm，先端尖，基部近阔楔形。西伯利亚杏：叶先端长尾渐尖。

花：山杏：单生，先叶开放，近无花梗。

果：山杏：核果球形，黄白色或黄红色，常有红晕，有沟，果肉较薄；核平滑，边缘薄而锐利。西伯利亚杏：果小而干，熟时开裂，核边缘扁而锐利。

【生长环境】杏为人工栽培。山杏生于向阳的山坡，亦有人工栽培。

【产地】我国北方地区多有生产，如山西、陕西、河北、内蒙古、辽宁、吉林、山东等地。

【采收季节】夏秋季种子成熟时采收。

【加工方法】将成熟果实采回，去净果肉，将核晒干后磨开核取出种子，去净核壳杂质。

【药材鉴别】本品呈扁心形，长 1～1.9 cm，宽 0.8～1.5 cm，厚

0.5～0.8 cm。表面黄棕色至深棕色,一端尖,另端钝圆,肥厚,左右不对称,尖端一侧有短线形种脐,圆端合点处向上具多数深棕色的脉纹。种皮薄,子叶2,乳白色,富油性。气微,味苦。

【商品质量要求】干货、个大整齐、成实饱满,暗棕色,无虫蛀,不泛油者为佳。

【包装保管】装标准新麻袋。放干燥通风处,防止受潮。

【显微鉴别】种皮表面观:种皮石细胞单个散在或数个相连,黄棕色至棕色,表面观类多角形、类长圆形或贝壳形,直径 25～150 μm。种皮外表皮细胞浅橙黄色至棕黄色,常与种皮石细胞相连,类圆形,壁常皱缩。

【理化鉴别】供试品色谱中,在与对照品色谱相应的位置上,显相同颜色的斑点[《中国药典》2015 年版苦杏仁鉴别(2)]。

【检查】过氧化值不得超过 0.11(《中国药典》2015 年版通则 2303)。

【含量测定】照高效液相色谱法(《中国药典》2015 年版通则 0512)测定,本品含苦杏仁苷($C_{20}H_{27}NO_{11}$)不得少于 3.0%。

【功效】降气止咳平喘,润肠通便。

2. 酸枣仁

【别名】枣仁、山枣仁、山酸枣、酸枣核。

【来源】为鼠李科植物酸枣 *Ziziphus jujuba* Mill. var. *spinosa* (Bunge) Hu ex H. F. Chow 的干燥成熟种子。

识别特征:体态:常为灌木,枝直立,具刺。

叶:叶互生,卵形或卵状椭圆形,下面无毛或近无毛,托叶常为针刺状。

花果:聚伞花序腋生,花小,黄绿色,两性,萼片5,卵状三角形,花瓣5,雄蕊5,花盘10浅裂。核果小,近球形或广卵形,果肉薄,有酸味,核两端钝。

【生长环境】生于向阳而干燥的山坡、丘陵、山谷等地,耐旱。

【产地】主产于河北邢台、承德、北京、河南、辽宁、山西、山东、陕西、甘肃等地。

【采收季节】秋末冬初采收成熟果实,除去果肉和核壳,收集种子,晒干。

【加工方法】酸枣仁除去残留核壳。用时捣碎。

【药材鉴别】种子呈扁圆形或扁椭圆形,长 5～9 mm,宽 5～7 mm,厚约 3 mm。表面紫红色或紫褐色,平滑有光泽,有的有裂纹。有的两面均呈圆隆状突起;有的一面较平坦,中间有 1 条隆起的纵线纹;另一面稍突起。一端凹陷,可见线形种脐;另端有细小突起的合点。种皮较脆,胚乳白色,子叶 2,浅黄色,富油性。气微,味淡。

【商品质量要求】以粒大,饱满,有光泽,外皮红棕色,无核壳者为佳。

【包装保管】装双层新麻袋,存放于通风干燥处,防潮防虫防鼠。

【显微鉴别】本品粉末棕红色。种皮栅状细胞棕红色,表面观多角形,直径约 15 μm,壁厚,木化,胞腔小;侧面观呈长条形,外壁增厚,侧壁上、中部甚厚,下部渐薄;底面观类多角形或圆多角形。种皮内表皮细胞棕黄色,表面观长方形或类方形,垂周壁连珠状增厚,木化。子叶表皮细胞含细小草酸钙簇晶和方晶。

【理化鉴别】供试品色谱中,在与对照品色谱相应的位置上,显相同颜色的斑点[《中国药典》2015 年版酸枣仁鉴别(2)]。

供试品色谱中,在与对照品色谱相应的位置上,显相同颜色的斑点[《中国药典》2015 年版酸枣仁鉴别(3)]。

【检查】杂质(核壳类):不得超过 5%(《中国药典》2015 年版通则 2301)。

水分:不得超过 9.0%(《中国药典》2015 年版通则 0832 第二法)。

总灰分:不得超过 7.0%(《中国药典》2015 年版通则 2302)。

黄曲霉毒素:照黄曲霉毒素测定法(《中国药典》2015 年版通则

2351)测定。取本品粉末(过二号筛)约 5 g,精密称定,加入氯化钠3 g,照黄曲霉毒素测定法项下供试品的制备方法,测定,计算,即得。

本品每 1 000 g 含黄曲霉毒素不得超过 5 μg,黄曲霉毒素 G_2、黄曲霉毒素 G_1、黄曲霉毒素 B_2 和黄曲霉毒素 B_1 的总量不得超过 10 μg。

【含量测定】酸枣仁皂苷 A:照高效液相色谱法(《中国药典》2015 年版通则 0512)测定,本品按干燥品计算,含酸枣仁皂苷 A($C_{58}H_{94}O_{26}$)不得少于 0.030%。

斯皮诺素:照高效液相色谱法(《中国药典》2015 年版通则 0512)测定,本品按干燥品计算,含斯皮诺素($C_{28}H_{32}O_{15}$)不得少于 0.080%。

【功效】养心补肝,宁心安神,敛汗,生津。

3. 五味子

【别名】北五味子。

【来源】为木兰科植物五味子 *Schisandra chinensis*（Turcz.）Baill. 的干燥成熟果实。

【识别特征】体态:落叶木质藤本,小枝稍有棱角,皮孔明显。

叶:叶互生或在短枝上簇生,有长柄,叶片倒卵形至广椭圆形,长 3～9 cm,边缘有细齿。

花果:单性异株,单生或簇生于叶腋,乳白色或粉红色,雌花有长柄,下垂,有多数心皮,花谢后花序托伸长。心皮发育成球形浆果,熟时鲜红色,沿伸长的花序托螺旋状排列成穗状果序。

【生长环境】生于阴坡林下,缠绕在其他植物上。

【产地】主产于辽宁本溪、桓仁、延北,黑龙江阿城、宁安、虎林、富绵,吉林,河北等地。

【采收季节】秋季果实成熟后(深红色)采收。

【加工方法】将成熟的五味子串(果序),剪下放在筐内(不能装口袋之类,否则会压坏),采摘时要轻拿轻放,采回后将果串单摆放在席上晾晒,晒至表面抽皱定浆时再翻晒,晒至十成干,搓去果柄,簸去杂质,即为成品。

【药材鉴别】本品呈不规则的球形或扁球形,直径 5～8 mm。表面红色、紫红色或暗红色,皱缩,显油润;有的表面呈黑红色或出现"白霜"。果肉柔软,种子 1～2,肾形,表面棕黄色,有光泽,种皮薄而脆。果肉气微,味酸;种子破碎后,有香气,味辛、微苦。

【商品质量要求】干货、粒大,成实饱满,紫红色,肉厚,有光泽,无杂质者为佳。

【包装保管】装标准双层新麻袋,放干燥通风处,防止受潮。

【显微鉴别】本品横切面:外果皮为 1 列方形或长方形细胞,壁稍厚,外被角质层,散有油细胞;中果皮薄壁细胞 10 余列,含淀粉粒,散有小型外韧型维管束;内果皮为 1 列小方形薄壁细胞。种皮最外层为 1 列径向延长的石细胞,壁厚,纹孔和孔沟细密;其下为数列类圆形、三角形或多角形石细胞,纹孔较大;石细胞层下为数列薄壁细胞,种脊部位有维管束;油细胞层为 1 列长方形细胞,含棕黄色油滴;再下为 3～5 列小形细胞;种皮内表皮为 1 列小细胞,壁稍厚,胚乳细胞含脂肪油滴及糊粉粒。

粉末暗紫色。种皮表皮石细胞表面观呈多角形或长多角形,直径18～50 μm,壁厚,孔沟极细密,胞腔内含深棕色物。种皮内层石细胞呈多角形、类圆形或不规则形,直径约至 83 μm,壁稍厚,纹孔较大。果皮表皮细胞表面观类多角形,垂周壁略呈连珠状增厚,表面有角质线纹;表皮中散有油细胞。中果皮细胞皱缩,含暗棕色物,并含淀粉粒。

【理化鉴别】供试品色谱中,在与对照药材色谱和对照品色谱相应的位置上,显相同颜色的斑点[《中国药典》2015 年版五味子鉴别(2)]。

【检查】杂质:不得超过 1%(《中国药典》2015 年版通则 2301)。

水分:不得超过 16.0%(《中国药典》2015 年版通则 0832 第二法)。

总灰分:不得超过 7.0%(《中国药典》2015 年版通则 2302)。

【含量测定】照高效液相色谱法(《中国药典》2015 年版通则 0512)测定,本品含五味子醇甲($C_{24}H_{32}O_7$)不得少于 0.40%。

【功效】收敛固涩,益气生津,补肾宁心。

4. 牛蒡子

【别名】大力子、牛子、恶实、鼠粘子、治耗子蛋。

【来源】为菊科植物牛蒡 *Arctium lappa* L. 的干燥成熟果实。

【识别特征】体态:二年生直立草本,高 1～2 m,上部分枝。

叶:基生叶成丛,有长柄,茎生叶互生,三角状卵形,基部浅心形,下面密生白色毛。

花果:头状花序簇生于茎顶或排成伞房状,内层萼片,顶端有小尖头,花全为管状,紫红色,瘦果 8—9 月成熟,长倒卵形,微弯曲,灰褐色,冠毛白色。

【生长环境】生于沟堂、河边等潮湿肥沃处,也有种植。

【产地】主产于东北及浙江省。此外,四川、湖北、河北、河南、陕西等省亦产。

【采收季节】秋季果实成熟时采收果序,晒干,打下果实,除去杂质,再晒干。

【药材鉴别】本品呈长倒卵形,略扁,微弯曲,长 5～7 mm,宽 2～3 mm。表面灰褐色,带紫黑色斑点,有数条纵棱,通常中间 1～2 条较明显。顶端钝圆,稍宽,顶面有圆环,中间具点状花柱残迹;基部略窄,着生面色较淡。果皮较硬,子叶 2,淡黄白色,富油性。气微,味苦后微辛而稍麻舌。

【商品质量要求】干货,以粒大饱满、外皮灰褐色,无秕籽及杂质为佳。

【包装保管】装标准新麻袋,放干燥通风处,防止受潮。

【显微鉴别】本品粉末灰褐色。内果皮石细胞略扁平,表面观呈尖梭形、长椭圆形或尖卵圆形,长 70～224 μm,宽 13～70 μm,壁厚约至 20 μm,木化,纹孔横长;侧面观类长方形或长条形,侧弯。中果皮网纹细胞横断面观类多角形,垂周壁具细点状增厚;纵断面观细胞延长,壁具细密交叉的网状纹理。草酸钙方晶直径 3～9 μm,成片存在于黄色的中果皮薄壁细胞中,含晶细胞界限不分明。子叶细胞充满糊粉粒,有的糊粉粒中有细小簇晶,并含脂肪油滴。

【理化鉴别】供试品色谱中,在与对照药材色谱和对照品色谱相应的位置上,显相同颜色的斑点[《中国药典》2015 年版牛蒡子鉴别(2)]。

【检查】水分:不得超过 9.0%(《中国药典》2015 年版通则 0832 第二法)。

总灰分:不得超过 7.0%(《中国药典》2015 年版通则 2302)。

【含量测定】照高效液相色谱法(《中国药典》2015 年版通则 0512)测定,本品含牛蒡苷($C_{27}H_{34}O_{11}$)不得少于 5.0%。

【功效】疏散风热,宣肺透疹,解毒利咽。

5. 山楂

【别名】山里红、红果、山梨。

【来源】为蔷薇科植物山里红 *Crataegus pinnatifida*. Bge. var. *major* N. E. Br. 或山楂 *Crataegus pinnatifida* Bge. 的干燥成熟果实。

【识别特征】体态:山里红:落叶小乔木,高约 6 m,无刺或疏生短刺。

叶:山里红:叶互生,具托叶,叶片菱状卵形,具 5～9 羽状浅裂,边缘有不规则重锯齿。山楂:叶 3～5 羽状浅裂。

花果:山里红:伞房花序,花白色或稍带红晕。梨果球形,直径达 2.5 cm,深亮红色。山楂:果实直径 1～1.5 cm,深红色。

【生长环境】生于山地阳坡、半阳坡、平地,多为人工栽培。

【产地】主产于河北兴隆县、隆化县,东北、华北、西北亦产。

【采收季节】秋季果实成熟时采收。

【加工方法】鲜果保鲜储存,或切成片晒干存放。

【药材鉴别】为圆形片,皱缩不平,直径 1～2.5 cm,厚 0.2～0.4 cm。外皮红色,具皱纹,有灰白色小斑点。果肉深黄色至浅棕色。中部横切片具 5 粒浅黄色果核,但核多脱落而中空。有的片上可见短而细的果梗或花萼残迹。气微清香,味酸、微甜。

【商品质量要求】以干货、片大、色红、肉厚、籽少为佳。

【包装保管】装标准新麻袋,放于干燥通风处。

【显微鉴别】本品粉末暗红棕色至棕色。石细胞单个散在或成群,无色或淡黄色,类多角形、长圆形或不规则形。直径 19～125 μm,孔沟及层纹明显,有的胞腔内含深棕色物。果皮表皮细胞表面观呈类圆形或类多角形,壁稍厚,胞腔内常含红棕色或黄棕色物。草酸钙方晶或簇晶存于果肉薄壁细胞中。

【理化鉴别】供试品色谱中,在与对照品色谱相应的位置上,显相同的紫红色斑点;置紫外光灯(365 nm)下检视,显相同的橙黄色荧光斑点[《中国药典》2015 年版山楂鉴别(2)]。

【检查】水分:不得超过 12.0%(《中国药典》2015 年版通则 0832 第二法)。

总灰分:不得超过 3.0%(《中国药典》2015 年版通则 2302)。

重金属及有害元素:照铅、镉、砷、汞、铜测定法(《中国药典》2015 年版通则 2321 原子吸收分光光度法或电感耦合等离子体质谱法)测定,铅不得超过 5 mg/kg;镉不得超过 0.3 mg/kg;砷不得超过 2 mg/kg;汞不得超过 0.2 mg/kg;铜不得超过 20 mg/kg。

【浸出物】照醇溶性浸出物测定法(《中国药典》2015 年版通则 2201)项下的热浸法测定,用乙醇做溶剂,不得少于 21.0%。

【含量测定】本品按干燥品计算,含有机酸以枸橼酸($C_6H_8O_7$)不得少于 5.0%。(《中国药典》2015 年版山楂含量测定)

【功效】消食健胃,行气散瘀,化浊降脂。

6.火麻仁

【别名】麻子、麻子仁、线麻子。

【来源】为桑科植物大麻 *Cannabis sativa* L.的干燥成熟果实。

【识别特征】体态：一年生草本。高 1～3 m。

叶：叶互生或下部的对生，掌状全裂，裂片 3～11，披针形至条状披针形，上面有糙毛，下面密被灰白色毡毛，边缘具粗锯齿。

花果：花单性，雌雄异株；雄花排成长而疏散的圆锥花序，黄绿色，雌花丛生叶腋，绿色；瘦果扁卵形。

【生长环境】平地，人工栽培。

【产地】主产于山东莱芜、泰安，浙江嘉兴，河北、江苏及东北等地亦产。

【采收季节】秋季果实成熟时采收。

【药材鉴别】本品呈卵圆形，长 4～5.5 mm，直径 2.5～4 mm。表面灰绿色或灰黄色，有微细的白色或棕色网纹，两边有棱，顶端略尖，基部有 1 圆形果梗痕。果皮薄而脆，易破碎。种皮绿色，子叶 2，乳白色，富油性。气微，味淡。

【商品质量要求】以色黄、粒大均匀、种仁饱满者为佳。

【包装保管】装标准双层新麻袋，存放于通风干燥处；防鼠。

【功效】润肠通便。

7.马兜铃

【别名】臭铃铛、北马兜铃（植物名）。

【来源】为马兜铃科植物北马兜铃 *Aristolochia contorta* Bge.或马兜铃 *Aristolochia debilis* Sieb. et Zucc.的干燥成熟果实。

【识别特征】多年生缠绕草本，无毛，茎有棱。

根：长圆柱形，外皮黄褐色。

叶：叶互生，有长柄。叶片三角状心形，长3～9 cm，全缘，有基出脉5～7条。

花果：花簇生叶腋，有长柄。花被斜喇叭状。上部紫色，先端渐尖呈尾芒状，基部膨大呈球形。蒴果下垂，倒卵圆形，径3～4 cm，秋季成熟后，由基部向上六裂。种子有翅。

【生长环境】生于山坡阴湿处及山谷、沟边等地。

【产地】北马兜铃主产于黑龙江、吉林、河北等地；马兜铃主产于山东、江苏、安徽、浙江等地。

【采收季节】秋季果实外皮黄绿色（未开裂前）采摘。

【加工方法】当果实初熟，未开裂时摘下，随熟随摘，把果柄拧一个劲（避免开裂）晒干即可。

【药材鉴别】本品呈卵圆形，长3～7 cm，直径2～4 cm。表面黄绿色、灰绿色或棕褐色，有纵棱线12条，由棱线分出多数横向平行的细脉纹。顶端平钝，基部有细长果梗。果皮轻而脆，易裂为6瓣，果梗也分裂为6条。果皮内表面平滑而带光泽，有较密的横向脉纹。果实分6室，每室种子多数，平叠整齐排列。种子扁平而薄，q钝三角形或扇形，长6～10 mm，宽8～12 mm，边缘有翅，淡棕色。气特异，味微苦。

【商品质量要求】干货、个大不碎、黄绿色、无杂质为佳。

【包装保管】装一号硬纸箱，内垫纸，放干燥通风处，防止受潮、虫蛀。

【显微鉴别】本品粉末黄棕色。种翅网纹细胞较多，类长圆形或多角形，长径15～110 μm，纹孔较大，交织成网状。种皮厚壁细胞成片，类圆形或不规则形，棕黄色，长径9～25 μm，壁极厚，胞腔内常含草酸钙小方晶。外果皮细胞多边形，间有类圆形油细胞。果隔厚壁细胞呈上、下层交叉排列，一层细胞呈纺锤形或长棱形，另一侧细胞类长方形或不规则形，壁稍厚，具点状纹孔。

【理化鉴别】供试品色谱中，在与对照药材色谱和对照品色谱相应的位置上,分别显相同颜色的荧光条斑[《中国药典》2015 年版马兜铃鉴别(2)]。

【功效】清肺降气,止咳平喘,清肠消痔。

8. 地肤子

【别名】扫帚子、地肤(植物名)。

【来源】为藜科植物地肤 *Kochia scoparia*(L.)Schrad. 的干燥成熟果实。

【识别特征】体态:一年生草本,高 70～160 cm,茎直立,多分枝,秋季常变为红色,幼枝有白色柔毛。

叶:叶互生,狭披针形,长 2～7 cm,全缘,通常无毛,幼叶和边缘有白色长柔毛。

花果:花 1～2 朵腋生,形小,黄绿色,胞果 7—10 月成熟,扁圆形,有膨大宿存花萼,种子一个,黑色。

【生长环境】平地种植为主。

【产地】主产于河北、山西、山东、河南、江苏等地。

【采收季节】秋季果实成熟时采收。

【加工方法】割下全株晒干,打下果实,去净杂质。

【药材鉴别】本品呈扁球状五角星形,直径 1～3 mm。外被宿存花被,表面灰绿色或浅棕色,周围具膜质小翅 5 枚,背面中心有微突起的点状果梗痕及放射状脉纹 5～10 条;剥离花被,可见膜质果皮,半透明。种子扁卵形,长约 1 mm,黑色。气微,味微苦。

【商品质量要求】干货,果实成实饱满,灰绿色,不带枝叶及杂质为佳。

【包装保管】装双层新麻袋,放干燥通风处,防止受潮。

【显微鉴别】本品粉末棕褐色。花被表皮细胞多角形,气孔不定式,薄壁细胞中含草酸钙簇晶。果皮细胞呈类长方形或多边形,壁薄,波状弯曲,含众多草酸钙小方晶。种皮细胞棕褐色,呈多角形或类方形,多皱缩。

【理化鉴别】供试品色谱中,在与对照品色谱相应的位置上,显相同的紫红色斑点[《中国药典》2015 年版地肤子鉴别(2)]。

【检查】水分:不得超过 14.0%(《中国药典》2015 年版通则 0832第二法)。

总灰分:不得超过 10.0%(《中国药典》2015 年版通则 2302)。

酸不溶性灰分:不得超过 3.0%(《中国药典》2015 年版通则 2302)。

【含量测定】照高效液相色谱法(《中国药典》2015 年版通则 0512)测定,本品按干燥品计算,含地肤子皂苷 I_c($C_{41}H_{64}O_{13}$)不得少于1.8%。

【功效】清热利湿,祛风止痒。

9. 苍耳子

【别名】苍棵子、苍耳蒺藜。

【来源】为菊科植物苍耳 *Xanthium sibiricum* Patr. 的干燥成熟带总苞的果实。

【识别特征】体态:一年生草本,高 35～100 cm,有分枝。

叶:叶互生,三角状宽卵形,基部浅心形,宽近 7～9 cm,边缘浅裂有齿。

花果:头状花序单性,雄花序球形,密集枝端,雌花序生于雄花序下方,总苞有钩刺,内有 2 枚雌花,瘦果包于有钩刺的总苞内,长椭圆形。

【生长环境】生于原野、路旁、河边、地界等处。

【产地】产于全国各地。主产于山东荣成、文登,江西宜春,湖北黄岗、孝感,江苏苏州。

【采收季节】秋季果实成熟时采收。

【加工方法】割下全株,晒干打下果实,去净杂质,再将果实晒干后用小轻碾子碾去刺,簸净杂质即可。

【药材鉴别】本品呈纺锤形或卵圆形,长 $1\sim1.5$ cm,直径 $0.4\sim0.7$ cm。表面黄棕色或黄绿色,全体有钩刺,顶端有 2 枚较粗的刺,分离或相连,基部有果梗痕。质硬而韧,横切面中央有纵隔膜,2 室,各有 1 枚瘦果。瘦果略呈纺锤形,一面较平坦,顶端具 1 突起的花柱基,果皮薄,灰黑色,具纵纹。种皮膜质,浅灰色,子叶 2 片,有油性。气微,味微苦。

【商品质量要求】干货、粒大成实饱满,色青黄或绿黄色,无杂质为佳。

【包装保管】装标准新麻袋,放干燥通风处,防止受潮。

【显微鉴别】本品粉末淡黄棕色至淡黄绿色。总苞纤维成束,常呈纵横交叉排列。果皮表皮细胞棕色,类长方形,常与下层纤维相连。果皮纤维成束或单个散在,细长梭形,纹孔和孔沟明显或不明显。种皮细胞淡黄色,外层细胞类多角形,壁稍厚;内层细胞具乳头状突起。木薄壁细胞类长方形,具纹孔。子叶细胞含糊粉粒和油滴。

【理化鉴别】供试品色谱中,在与对照药材色谱相应的位置上,显相同颜色的斑点[《中国药典》2015 年版苍耳子鉴别(2)]。

【检查】水分:不得超过 12.0%(《中国药典》2015 年版通则 0832 第二法)。

总灰分:不得超过 5.0%(《中国药典》2015 年版通则 2302)。

羧基苍术苷:照高效液相色谱法(《中国药典》2015 年版通则 0512)测定,本品按干燥品计算,含羧基苍术苷($C_{31}H_{46}O_{18}S_2$)不得超过 0.35%。

【含量测定】照高效液相色谱法(《中国药典》2015 年版通则 0512)测定,本品按干燥品计算,含绿原酸($C_{16}H_{18}O_9$)不得少于 0.25%。

【功效】散风寒,通鼻窍,祛风湿。

10.茺蔚子

【别名】益母草子。

【来源】为唇形科植物益母草 *Leonurus japonicus* Houtt. 的干燥成熟果实。

【识别特征】同益母草。

【生长环境】生于山野、路边、荒地及草丛中。

【产地】全国大部分地区均产。

【采收季节】秋季果实成熟时采收。

【加工方法】割下全株,晒干,打下果实,簸去杂质。

【药材鉴别】干燥果实呈三棱形,一端稍宽且顶部平截,另一端渐窄而钝尖。表面灰棕色,具深色斑点,无光泽,果皮薄,种仁白色,显油性,气无,味苦。

【商品质量要求】干货、果实成实饱满、外表灰棕色,无秕籽,无杂质为佳。

【包装保管】装双层新麻袋,放干燥通风处,防止受潮。

【显微鉴别】本品粉末黄棕色至深棕色。外果皮细胞横断面观略径向延长,长度不一,形成多数隆起的脊,脊中央为黄色网纹细胞,壁非木化;表面观类多角形,有条状角质纹理,网纹细胞具条状增厚壁。内果皮厚壁细胞断面观略切向延长,内壁极厚,外壁薄,胞腔偏靠外侧,内含草酸钙方晶;表面观呈星状或细胞界限不明显,方晶明显。中果皮细胞表面观类多角形,壁薄,细波状弯曲。种皮表皮细胞类方形,壁稍厚,略波状弯曲,胞腔内含淡黄棕色物。内胚乳细胞含脂肪油滴和糊粉粒。

【理化鉴别】供试品色谱中,在与对照品色谱相应的位置上,显相同颜色的斑点[《中国药典》2015 年版茺蔚子鉴别(2)]。

【检查】水分:不得超过 7.0%(《中国药典》2015 年版通则 0832 第

二法）。

总灰分:不得超过 10.0%(《中国药典》2015 年版通则 2302)。

【浸出物】照醇溶性浸出物测定法(《中国药典》2015 年版通则 2201)项下的热浸法测定,用乙醇做溶剂,不得少于 17.0%。

【含量测定】照高效液相色谱法(《中国药典》2015 年版通则 0512)测定,本品按干燥品计算,含盐酸水苏碱($C_7H_{13}NO_2 \cdot HCl$)不得少于 0.050%。

【功效】活血调经,清肝明目。

11.莱菔子

【别名】萝卜子。

【来源】为十字花科植物萝卜 *Raphanus sativus* L. 的干燥成熟种子。

【识别特征】体态:二年生或一年生草本,全体粗糙,直根粗壮,肉质,茎分枝。

叶:基生叶和下部叶大头羽状分裂,顶生裂片卵形;上部叶矩圆形。

花果:总状花序顶生;花淡紫红色或白色。长角果肉质,圆柱形。

【生长环境】平地或山地,人工种植。

【产地】全国各地均有生产。以河北、河南、浙江、湖北、四川产量最大。

【采收季节】夏季果实成熟时采收。

【加工方法】果实成熟时采割植株,晒干,挫出种子,除去杂质,再晒干。生用或炒用,用时捣碎。

【药材鉴别】本品呈类卵圆形或椭圆形,稍扁,长 2.5～4 mm,宽 2～3 mm。表面黄棕色、红棕色或灰棕色。一端有深棕色圆形种脐,一侧有数条纵沟。种皮薄而脆,子叶 2,黄白色,有油性。气微,味淡、微苦辛。

【商品质量要求】以种子颗粒饱满、无杂质、油性大、色红者为佳。

【包装保管】装标准双层新麻袋,存放于通风干燥处,防潮防鼠。

【显微鉴别】本品粉末淡黄色至棕黄色。种皮栅状细胞成片,淡黄色、橙黄色、黄棕色或红棕色,表面观呈多角形或长多角形,直径约至15 μm,常与种皮大形下皮细胞重叠,可见类多角形或长多角形暗影。内胚乳细胞表面观呈类多角形,含糊粉粒和脂肪油滴。子叶细胞无色或淡灰绿色,壁薄,含糊粉粒及脂肪油滴。

【理化鉴别】供试品色谱中,在与对照药材色谱和对照品色谱相应的位置上,显相同颜色的荧光斑点;喷以 1%香草醛的 10%硫酸乙醇溶液,加热至斑点显色清晰,显相同颜色的斑点。[《中国药典》2015 年版莱菔子鉴别(2)]。

【检查】水分:不得超过 8.0%(《中国药典》2015 年版通则 0832 第四法)。

总灰分:不得超过 6.0%(《中国药典》2015 年版通则 2302)。

酸不溶性灰分:不得超过 2.0%(《中国药典》2015 年版通则 2302)。

【浸出物】照醇溶性浸出物测定法(《中国药典》2015 年版通则 2201)项下的热浸法测定,用乙醇做溶剂,不得少于 10.0%。

【含量测定】照高效液相色谱法(《中国药典》2015 年版通则 0512)测定,本品按干燥品计算,含芥子碱以芥子碱硫氰酸($C_{16}H_{24}NO_5 \cdot SCN$)计,不得少于 0.40%。

【功效】消食除胀,降气化痰。

12. 冬瓜皮

【来源】为葫芦科植物冬瓜 *Benincasa hispida*(Thunb.)Cogn. 的干燥外层果皮。

【生长环境】人工种植。

【产地】全国大部分地区有产。

【采收季节】夏末初秋果实成熟时采收。

【加工方法】食用冬瓜时，洗净，削取外层的果皮，切块或宽丝，晒干，生用。

【药材鉴别】本品为不规则的碎片，常向内卷曲，大小不一。外表面灰绿色或黄白色，被有白霜，有的较光滑不被白霜；内表面较粗糙，有的可见筋脉状维管束。体轻，质脆。气微，味淡。

【商品质量要求】干货，皮薄，整齐，色灰绿，外有白粉，无杂质为佳。

【包装保管】装新麻袋，放干燥通风处。

【显微鉴别】本品粉末淡棕黄色或黄绿色。果皮表皮细胞表面观类多角形，垂周壁平直；气孔不定式，副卫细胞 5～7 个。石细胞大多成群，呈类圆形或多角形，直径 10～56 μm，纹孔和孔沟明显。螺纹导管多见，直径 16～54 μm。

【检查】水分：不得超过 12.0%（《中国药典》2015 年版通则 0832 第二法）。

总灰分：不得超过 12.0%（《中国药典》2015 年版通则 2302）。

【功效】利尿、消肿。

13. 车前子

【别名】车轱辘菜、鞋底菜。

【来源】为车前科植物车前 *Plantago asiatica* L. 或平车前 *Plantago depressa* Willd. 的干燥成熟种子。

【识别特征】平车前：多年生草本，高 9～35 cm。

根：主根明显，常不分枝。

叶：叶全部基生，平铺地面，叶片长椭圆形，长 3～15 cm，基部狭窄成柄，边有不规则疏齿。

花果：花葶直立，有疏毛，穗状花序长为花葶之半或 1/3，花淡绿色，蒴果 7—10 月成熟，盖裂，种子棕黑色。

【生长环境】耐旱,多生于原野、路旁等处。

【产地】车前分布于全国各地,平车前分布于北方各省。

【采收季节】夏、秋二季种子成熟时采收果穗。

【加工方法】种子随熟随采,用手捋下晒干,簸去杂质或用箩筛去杂质即可。

【药材鉴别】本品呈椭圆形、不规则长圆形或三角状长圆形,略扁,长约 2 mm,宽约 1 mm。表面黄棕色至黑褐色,有细皱纹,一面有灰白色凹点状种脐。质硬。气微,味淡。

【商品质量要求】干货、粒大饱满、色黑、无杂质为佳。

【包装保管】装双层新麻袋或新布袋,放干燥通风处,防止受潮。

【显微鉴别】车前:粉末深黄棕色。种皮外表皮细胞断面观类方形或略切向延长,细胞壁黏液质化。种皮内表皮细胞表面观类长方形,直径 5~19 μm,长约至 83 μm,壁薄,微波状,常作镶嵌状排列。内胚乳细胞壁甚厚,充满细小糊粉粒。

平车前:种皮内表皮细胞较小,直径 5~15 μm,长 11~45 μm。

【理化鉴别】供试品色谱中,在与对照品色谱相应的位置上,显相同颜色的斑点;喷以 0.5%香草醛硫酸溶液,在 105℃加热至斑点显色清晰,供试品色谱中,在与对照品色谱相应的位置上,显相同颜色的斑点[《中国药典》2015 年版车前子鉴别(2)]。

【检查】水分:不得超过 12.0%(《中国药典》2015 年版通则 0832 第二法)。

总灰分:不得超过 6.0%(《中国药典》2015 通则 2302)。

酸不溶性灰分:不得超过 2.0%(《中国药典》2015 通则 2302)。

膨胀度:取本品 1 g,称定重量,照膨胀度测定法(《中国药典》2015 通则 2101)测定,应不低于 4.0。

【含量测定】照高效液相色谱法(《中国药典》2015 年通则 0512)测定,本品按干燥品计算,含京尼平苷酸($C_{16}H_{22}O_{10}$)不得少于 0.50%,毛蕊花糖苷($C_{29}H_{36}O_{15}$)不得少于 0.40%。

【功效】清热利尿通淋，渗湿止泻，明目，祛痰。

　　附注：本属植物车前的种子也同等入药，它与平车前的区别：根为须根，叶宽卵圆形，直立或斜伸。

14. 白扁豆

【别名】扁豆（植物名），白眉豆。

【来源】为豆科植物扁豆 *Dolichos lablab* L. 的干燥成熟种子。

【识别特征】体态：一年生缠绕草质藤本，长达 6 m。

叶：三出复叶，互生，小叶片阔卵形，全缘，两面被疏毛。

花果：总状花序腋生，花萼钟形，花冠蝶形，白色或淡紫色，荚果长圆形，扁平，微弯，种子长方状扁圆形，白色。

【生长环境】种植。

【产地】我国南北各地都有栽培。主产于湖北、安徽、河南，以及江苏、四川等地。

【采收季节】秋、冬二季种子成熟时采收。

【加工方法】将成熟的荚果摘下，晒干后打下种子，去净果皮杂质。

【药材鉴别】本品呈扁椭圆形或扁卵圆形，长 8～13 mm，宽 6～9 mm，厚约 7 mm。表面淡黄白色或淡黄色，平滑，略有光泽，一侧边缘有隆起的白色眉状种阜。质坚硬。种皮薄而脆，子叶 2，肥厚，黄白色。气微，味淡，嚼之有豆腥气。

【商品质量要求】干货，个大饱满，色白，无杂质为佳。

【包装保管】装标准新麻袋，放干燥通风处，防止受潮。

【显微鉴别】本品横切面：表皮为 1 列栅状细胞，种脐处 2 列，光辉带明显。支持细胞 1 列，呈哑铃状，种脐部位为 3～5 列。其下为 10 列薄壁细胞，内侧细胞呈颓废状。子叶细胞含众多淀粉粒。种脐部位栅状细胞的外侧有种阜，内侧有管胞岛，椭圆形，细胞壁网状增厚，其两侧为星状组织，细胞星芒伏，有大型的细胞间隙，有的胞腔含棕色物。

【检查】水分：不得超过 14.0%（《中国药典》2015 年版通则 0832 第二法）。

【功效】健脾化湿，和中消暑。

15. 菟丝子

【别名】黄丝子、无根草。

【来源】为旋花科植物南方菟丝子 *Cuscuta australis* R. Br. 或菟丝子 *Cuscuta chinensis* Lam. 的干燥成熟种子。

【识别特征】一年生寄生草本植物，茎细弱，丝状，橙黄色，长达 1 m。

叶：叶退化消失。

花果：花多数簇生成球，花柄比茎粗，花球形，白色，花柱二叉，蒴果球形，直径约 3 mm，褐色，秋季成熟，种子 2～4 粒，淡褐色，表面粗糙。

【生长环境】寄生于草本植物茎上，生于田边、路旁、草丛、灌丛中。

【产地】主产于山东、河北、山西、辽宁、河南、江苏及黑龙江、内蒙古等地。

【采收季节】秋季果实成熟时。

【加工方法】待种子成熟后连同被缠绕的寄生植物割下晒干，打下种子，除净杂质。

【药材鉴别】本品呈类球形，直径 1～2 mm。表面灰棕色至棕褐色，粗糙，种脐线形或扁圆形。质坚实，不易以指甲压碎。气微，味淡。

【商品质量要求】干货，色暗棕，粒大成实饱满，无杂质为佳。

【包装保管】装双层新麻袋，放干燥通风处，防止受潮、虫蛀。

【显微鉴别】本品粉末黄褐色或深褐色。种皮表皮细胞断面观呈类方形或类长方形，侧壁增厚；表面观呈圆多角形，角隅处壁明显增厚。种皮栅状细胞成片，断面观 2 列，外列细胞较内列细胞短，具光辉带，位于内侧细胞的上部；表面观呈多角形，皱缩。胚乳细胞呈多角形或类圆形，胞腔内含糊粉粒。子叶细胞含糊粉粒及脂肪油滴。

【理化鉴别】取本品少量,加沸水浸泡后,表面有黏性;加热煮至种皮破裂时,可露出黄白色卷旋状的胚,形如吐丝。

供试品色谱中,在与对照药材色谱和对照品色谱相应的位置上,显相同颜色的荧光斑点[《中国药典》2015 年版菟丝子鉴别(3)]。

【检查】水分:不得超过 10.0%(《中国药典》2015 年版通则 0832 第二法)。

总灰分:不得超过 10.0%(《中国药典》2015 年版通则 2302)。

酸不溶性灰分:不得超过 4.0%(《中国药典》2015 年版通则 2302)。

【含量测定】照高效液相色谱法(《中国药典》2015 年版通则 0512)测定,本品按干燥品计算,含金丝桃苷($C_{21}H_{20}O_{12}$)不得少于 0.10%。

【功效】补肾益精,固精缩尿,安胎,明目,止泻;外用消风祛斑。

附注:另有一种日本菟丝子的种子不做药用,其与菟丝子的区别特征是茎粗壮,茎及萼片有深红紫色瘤状突起,花柱单一,种子较大,长径约 3 mm,短径 2～3 mm。在放大镜下观察,表面有排列不整齐的短线状斑纹。

16. 牵牛子

【别名】牵牛(植物名)、二丑(黑丑、白丑)、喇叭花。

【来源】本品为旋花科植物裂叶牵牛 *Pharbitis nil* (L.) Choisy 或圆叶牵牛 *Pharbitis purpurea* (L.) Voigt 的干燥成熟种子。

【识别特征】裂叶牵牛:体态:一年生缠绕草本,长 1.5～2 m,有短毛。

叶:叶互生,有长柄,叶片心形,长 6～10 cm,常 3 裂,基部心形。

花果:每总梗上有 1～3 朵花,腋生,花冠喇叭状,紫色、淡紫色或白色,蒴果球形,有宿存的花萼,种子三棱形,背圆,向内两个腹面扁平,棕黑色(黑丑),或黄白色(白丑)。

【生长环境】栽培或野生。

【产地】全国大部分地区均产。

【采收季节】秋季果实成熟、果壳未开裂时采收。

【加工方法】根据种子颜色（黑丑、白丑）分别割下全株，分别晒干后打下种子，除去杂质。

【药材鉴别】本品似橘瓣状，长 4～8 mm，宽 3～5 mm。表面灰黑色或淡黄白色，背面有一条浅纵沟，腹面棱线的下端有一点状种脐，微凹。质硬，横切面可见淡黄色或黄绿色皱缩折叠的子叶，微显油性。气微，味辛、苦，有麻感。

【商品质量要求】干货、成实饱满，无秕籽及土杂质为佳，黑、白分开。

【包装保管】装双层新麻袋，放干燥通风处，防止受潮。

【显微鉴别】本品粉末淡黄棕色。种皮表皮细胞深棕色，形状不规则，壁波状。非腺毛单细胞，黄棕色，稍弯曲，长 50～240 μm。子叶碎片中有分泌腔，圆形或椭圆形，直径 35～106 μm。草酸钙簇晶直径 10～25 μm。栅状组织碎片和光辉带有时可见。

【理化鉴别】取本品，加水浸泡后种皮呈龟裂状，手捻有明显的黏滑感。

供试品色谱中，在与对照药材色谱和对照品色谱相应的位置上，显相同的蓝黑色斑点[《中国药典》2015 年版牵牛子鉴别(3)]。

【检查】水分：不得超过 10.0%（《中国药典》2015 年版通则 0832 第二法）。

总灰分：不得超过 5.0%（《中国药典》2015 年版通则 2302）。

【浸出物】照醇溶性浸出物测定法（《中国药典》2015 年版通则 2201）项下的冷浸法测定，用乙醇作溶剂，不得少于 15.0%。

【功效】泻水通便，消痰涤饮，杀虫攻积。

　　附注：同属植物圆叶牵牛（毛牵牛）的种子也作牵牛入药，其主要区别特征是：叶片心形，通常不分裂，萼片较宽而短,卵状披针形。

17. 韭菜子

【来源】为百合科植物韭菜 *Allium tuberosum* Rottl. ex Spreng. 的干燥成熟种子。

【识别特征】体态:多年生草本,有葱蒜味。鳞茎 1～3 个,根丛生。

叶:叶基生,长线形,扁平,长 10～35 cm,宽 3～8 mm。

花果:花茎丛生,伞形花序成球形,花白色或微带红色,蒴果,具 3 枚倒心形的果瓣,种子黑色。

【生长环境】平地,人工栽培。

【产地】全国各地均产,以河北、山西、吉林、河南、安徽等地产量较大。

【采收季节】秋季种子成熟时采收。

【加工方法】种子成熟原连同花序柄剪下晒干,搓下种子,去净杂质。

【药材鉴别】本品呈半圆形或半卵圆形,略扁,长 2～4 mm,宽 1.5～3 mm。表面黑色,一面突起,粗糙,有细密的网状皱纹,另一面微凹,皱纹不甚明显。顶端钝,基部稍尖,有点状突起的种脐。质硬。气特异,味微辛。

【商品质量要求】干货、色黑、饱满、无秕子、纯净无杂质为佳。

【包装保管】装标准双层新麻袋,放干燥通风处,防止受潮。

【显微鉴别】本品粉末灰黑色。种皮表皮细胞棕色或棕褐色,长条形、多角形或不规则形,表面具有网状纹理。胚乳细胞众多,多破碎,有较多大的类圆形或长圆形纹孔,壁增厚。可见油滴。

【功效】温补肝肾,壮阳固精。

18. 葶苈子

【别名】腺茎独行菜、拉拉罐子、播娘蒿(植物名)、芝麻眼草。

【来源】为十字花科植物播娘蒿 *Descurainia sophia*（L.）Webb. ex Prantl. 或独行菜 *Lepidium apetalum* Willd. 的干燥成熟种子。

【识别特征】①独行菜：体态：一年或二年生草本。茎直立，高 15～45 cm。上部多分枝，分枝斜展，生极细的有头腺毛。

叶：叶互生、基生叶狭长椭圆形，茎生叶线形、无柄、叶基有耳。

花果：总状花序顶生、花小，短角果 5—6 月成熟、扁平，种子棕色。

②播娘蒿：体态：一年或二年生草生，全株有星状毛。茎直立、高 30～80 cm，上部分有分枝。

叶：叶互生，2～3 回羽状深裂，裂片线形。

花果：总状花序顶生，花小，多数黄色，长角果细长，长约 1 寸，5—6 月成熟，熟时开裂。种子小，卵形，扁平，褐色。

【生长环境】腺茎独行菜生于田野、荒地、路旁。播娘蒿生于海拔较高的草地、山坡。

【产地】播娘蒿称"南葶苈子"，主产于江苏、安徽、山东、浙江等地；独行菜称"北葶苈子"，主产于河北、辽宁、内蒙古、吉林等地。

【采收季节】夏季(6—8 月)种子成熟时采收。

【加工方法】割下全株，放场上晒干，打下种子，簸净杂质、再用细罗筛除沙土。

【药材鉴别】①南葶苈子：呈长圆形略扁，长 0.8～1.2 mm，宽约 0.5 mm。表面棕色或红棕色，微有光泽，具纵沟 2 条，其中 1 条较明显。一端钝圆，另一端微凹或较平截，种脐类白色，位于凹入端或平截处。气微，味微辛、苦，略带黏性。②北葶苈子：呈扁卵形，长 1～1.5 mm，宽 0.5～1 mm。一端钝圆，另一端尖而微凹，种脐位于凹入端。味微辛辣，黏性较强。

【商品质量要求】干货、成实饱满、均匀、黄棕色、无杂质为佳。

【包装保管】装双层新麻袋，放干燥通风处，防止受潮。

【显微鉴别】①南葶苈子 粉末黄棕色。种皮外表皮细胞为黏液细胞，断面观类方形，内壁增厚向外延伸成纤维素柱，纤维素柱长 8～

18 μm,顶端钝圆、偏斜或平截,周围可见黏液质纹理。种皮内表皮细胞为黄色,表面观呈长方多角形,直径 15～42 μm,壁厚 5～8 μm。②北葶苈子 种皮外表皮细胞断面观略呈类长方形,纤维素柱较长,长24～34 μm,种皮内表皮细胞表面观长方多角形或类方形。

【理化鉴别】取本品少量,加水浸泡后,用放大镜观察,南葶苈子透明状黏液层薄,厚度约为种子宽度的 1/5 以下。北葶苈子透明状黏液层较厚,厚度可超过种子宽度的 1/2 以上。

供试品色谱中,在与对照品色谱相应的位置上,显相同的黄色荧光斑点[《中国药典》2015 年版葶苈子鉴别(3)]。

【检查】水分:不得超过 9.0%(《中国药典》2015 年版通则 0832 第二法)。

总灰分:不得超过 8.0%(通则 2302)。

酸不溶性灰分:不得超过 3.0%(《中国药典》2015 年版通则2302)。

膨胀度 取本品 0.6 g,称定重量,照膨胀度测定法(《中国药典》2015 年版通则 2101)测定。南葶苈子不得低于 3,北葶苈子不得低于 12。

【含量测定】南葶苈子照高效液相色谱法(《中国药典》2015 年版通则 0512)测定,本品按干燥品计算,含槲皮素-3-O-β-D-葡萄糖-7-O-β-D-龙胆双糖苷($C_{33}H_{40}O_{22}$)不得少于 0.075%。

【功效】泻肺平喘,行水消肿。

第三章 全草类

1. 蒲公英

【别名】婆婆丁。

【来源】为菊科植物蒲公英 *Taraxacum mongolicum* Hand.- Mazz.、碱地蒲公英 *Taraxacum borealisinense* Kitam. 或同属数种植物的干燥全草。

【识别特征】体态：多年生草本，高 15～20 cm，有白色乳汁。

根：根直立肥厚。

叶：叶全部基生，边缘呈不规则的倒向羽裂，基部渐窄成柄。

花果：头状花序顶生，总苞片多层，密生白毛。花黄色，瘦果暗褐色。

【生长环境】生于原野、路旁等地。

【产地】全国大部分地区均产，主产于山西、河北、山东及东北各省。

【采收季节】春、夏季，花初开时采挖。

【加工方法】采挖下来，去净泥土及残叶，带根，不散棵，晒干即可。

【药材鉴别】呈皱缩卷曲的团块。根呈圆锥状，多弯曲，长 3～7 cm；表面棕褐色，抽皱；根头部有棕褐色或黄白色的茸毛，有的已脱落。叶基生，多皱缩破碎，完整叶片呈倒披针形，绿褐色或暗灰绿色，先端尖或钝，边缘浅裂或羽状分裂，基部渐狭，下延呈柄状，下表面主脉明显。花茎 1 至数条,每条顶生头状花序,总苞片多层,内面一层较长,花冠黄褐色或淡黄白色。有的可见多数具白色冠毛的长椭圆形瘦果。气微,味微苦。

【商品质量要求】干货、叶多,色灰绿,根完整,无杂质为佳。

【包装保管】机轧包,放干燥通风处,防止受潮。

【显微鉴别】本品叶表面观:上下表皮细胞垂周壁波状弯曲,表面角质纹理明显或稀疏可见。上下表皮均有非腺毛,3～9 细胞,直径 17～34 μm,顶端细胞甚长,皱缩呈鞭状或脱落。下表皮气孔较多,不定式或不等式,副卫细胞 3～6 个,叶肉细胞含细小草酸钙结晶。叶脉旁可见乳汁管。

根横切面:木栓细胞数列,棕色。韧皮部宽广,乳管群断续排列成数轮。形成层成环。木质部较小,射线不明显;导管较大,散列。

【理化鉴别】供试品色谱中,在与对照品色谱相应的位置上,显相同颜色的荧光斑点[《中国药典》2015 年版蒲公英鉴别(2)]。

【检查】水分:不得超过 13.0%(《中国药典》2015 年版通则 0832 第二法)。

【含量测定】照高效液相色谱法(中国药典》2015 年版通则 0512)测定,本品按干燥品计算,含咖啡酸($C_9H_8O_4$)不得少于 0.020%。

【功效】清热解毒,消肿散结,利尿通淋。

2. 茵 陈

【别名】小白蒿、绵茵陈。

【来源】为菊科植物滨蒿 *Artemisia scoparia Waldst. et Kit.* 或茵陈蒿 *Artemisia capillaris Thunb.* 的干燥地上部分。春季采收的习称"绵茵陈",秋季采割的称"花茵陈"。

【识别特征】体态:多年生草本,高 30～100 cm,有香气,茎直立,多分枝,老枝光滑无毛;幼枝有灰白色细柔毛。

叶:基生叶有长柄,叶片不规则羽状深裂,有白色毛,茎生叶无柄,羽状全裂。

花果:头状花序小而多,排成圆锥状,均为管状花,黄绿色,瘦果倒卵形。

【生长环境】生于阳坡,道旁,田间处。

【产地】全国大部分地区均产。

【采收季节】初春谷雨至立夏,秧高 6～8 cm 采收。

【加工方法】用刀割下全株,不带根,不散棵,晒干即可。

【药材鉴别】绵茵陈多卷曲成团状,灰白色或灰绿色,全体密被白色茸毛,绵软如绒。茎细小,长,1.5～2.5 cm,直径 0.1～0.2 cm,除去表面白色茸毛后可见明显纵纹;质脆,易折断。叶具柄;展平后叶片呈一至三回羽状分裂,叶片长 1～3 cm,宽约 1 cm;小裂片卵形或稍呈倒披针形、条形,先端锐尖。气清香,味微苦。花茵陈茎呈圆柱形,多分枝,长 30～100 cm,直径 2～8 mm;表面淡紫色或紫色,有纵条纹,被短柔毛;体轻,质脆,断面类白色。叶密集,或多脱落;下部叶 2～3 回羽状深裂,裂片条形或细条形,两面密被白色柔毛;茎生叶 1～2 回羽状全裂,基部抱茎,裂片细丝状。头状花序卵形,多数集成圆锥状,长 1.2～1.5 mm,直径 1～1.2 mm,有短梗;总苞片 3～4 层,卵形,苞片 3 裂;外层雌花 6～10 个,可多达 15 个,内层两性花 2～10 个。瘦果长圆形,黄棕色。气芳香,味微苦。

【商品质量要求】干货,以质嫩,绵软,灰绿色或灰白色,香气浓,无杂质者为佳。

【包装保管】机器轧包。放干燥通风处,防止受潮。

【显微鉴别】绵茵陈:本品粉末灰绿色。非腺毛"T"字形,长 600～1 700 μm,中部略折成"V"字形,两臂不等长,细胞壁极厚,胞腔多呈细缝状,柄 1～2 细胞。

【理化鉴别】绵茵陈:供试品色谱中,在与对照品色谱相应的位置上,显相同颜色的荧光斑点。

花茵陈 供试品色谱中,在与对照品色谱相应的位置上,显相同颜色的荧光斑点[《中国药典》2015 年版茵陈鉴别(2)]。

【检查】水分:不得超过 12.0%(《中国药典》2015 年版通则 0832 第二法)。

【浸出物】绵茵陈:照水溶性浸出物测定法(《中国药典》2015 年版通则 2201)项下的热浸法测定,不得少于 25.0%。

【含量测定】绵茵陈:照高效液相色谱法(《中国药典》2015 年版通则 0512)测定,本品按干燥品计算,含绿原酸($C_{16}H_{18}O_9$)不得少于 0.50%。

花茵陈:照高效液相色谱法(《中国药典》2015 年版通则 0512)测定,本品按干燥品计算,含滨蒿内酯($C_{11}H_{10}O_4$)不得少于 0.20%。

【功效】清利湿热,利胆退黄。

3. 瞿麦

【别名】石柱子花。

【来源】为石竹科植物瞿麦 *Dianthus superbus* L. 或石竹 *Dianthus chinensis* L. 的干燥地上部分。

【识别特征】体态:为多年生草本,茎直立,高 30～70 cm,有膨大的节,上部分枝。

叶:叶对生,两叶基部合生成短鞘围抱茎节,叶片线状披针形,全缘。

花果:花单生,或数朵生于茎端成聚伞花序,花萼筒状,先端五裂。花瓣五片,粉红色,先端深裂或线条形。蒴果长圆筒形,熟时顶端 4～5 齿裂。

【生长环境】生于山坡或林下。

【产地】全国大部分地区有分布,主产于河北、河南、辽宁、湖北、江苏等地。

【采收季节】夏、秋二季花果期采割,除去杂质,干燥。

【加工方法】割取地上全株,去掉杂质,晒干透为止。

【药材鉴别】茎圆柱形,上部有分枝,长 30～60 cm;表面淡绿色或黄绿色,光滑无毛,节明显,略膨大,断面中空。叶对生,多皱缩,展平叶片呈条形至条状披针形。枝端具花及果实,花萼筒状,长 2.7～3.7 cm;苞片 4～6,宽卵形,长约为萼筒的 1/4;花瓣棕紫色或棕黄色,卷曲,先端深裂成丝状。硕果长筒形,与宿萼等长。种子细小,多数。气微,味淡。

【商品质量要求】干货,茎叶青绿色,无根及杂质为佳。

【包装保管】机轧包。放干燥通风处,防止受潮。

【显微鉴别】本品粉末绿黄色或浅绿棕色。纤维多成束,边缘平直或波状,直径 10～25(～38) μm;有的纤维束外侧细胞含有草酸钙簇晶,形成晶纤维。草酸钙簇晶较多,直径 7～35 μm,散在或存在于薄壁细胞中。花粉粒类圆球形,直径 31～75 μm,具散孔,表面有网状雕纹。

【理化鉴别】供试品色谱中,在与瞿麦对照药材或石竹对照药材色谱相应的位置上,显相同颜色的荧光斑点[《中国药典》2015 年版瞿麦鉴别(2)]。

【检查】水分:不得超过 12.0%(《中国药典》2015 年版通则 0832第二法)。

总灰分:不得超过 10.0%(《中国药典》2015 年版通则 2302)。

【功效】利尿通淋,活血通经。

　　附注:石竹与瞿麦相似,其区别是石竹花瓣先端浅裂呈锯齿状。

4. 萹蓄

【别名】萹猪牙、猪芽草。

【来源】为蓼科植物萹蓄 *Polygonum aviculare* L. 的干燥地上部分。

【识别特征】体态：一年生草本，无毛，茎长 20～50 cm，平卧或向上斜生，基部多分枝，幼枝有棱。

叶：叶互生，狭椭圆形至披针形，长 1.5～3 cm，叶柄短，托叶鞘筒状，基部暗红褐色，先端裂开，老时成丝状，膜质白色。

花果：花小，粉红色，常数朵簇生于叶腋，花硬短，瘦果小，黑色，三棱形。

【生长环境】生于田野、路旁、水边湿地。

【产地】全国各地均有分布。

【采收季节】夏季叶茂盛时采收，除去根和杂质，晒干。

【加工方法】割取地上全草，去净根及残叶，晾晒至七八成干，捆成小把，再晾干透。

【药材鉴别】茎呈圆柱形而略扁，有分枝，长 15～40 cm，直径0.2～0.3 cm。表面灰绿色或棕红色，有细密微突起的纵纹；节部稍膨大，有浅棕色膜质的托叶鞘，节间长约 3 cm；质硬，易折断，断面髓部白色。叶互生，近无柄或具短柄，叶片多脱落或皱缩、破碎，完整者展平后呈披针形，全缘，两面均呈棕绿色或灰绿色。气微，味微苦。

【商品质量要求】干货、茎叶质嫩，色绿，完整，去净根及残叶，杂质，不霉变为佳。

【包装保管】机轧包，放干燥通风处，防止受潮。

【显微鉴别】本品茎横切面：表皮细胞 1 列，长方形，外壁稍厚，内含棕黄色物，外被角质层。皮层为数列薄壁细胞，细胞径向延长，栅栏状排列；角棱处有下皮纤维束。中柱鞘纤维束断续排列成环。韧皮部较窄。形成层成环。木质部导管单个散列；木纤维发达。髓较大。薄壁组织间有分泌细胞。有的细胞含草酸钙簇晶。

叶表面观：上、下表皮细胞均为长多角形、长方形或多角形，垂周壁微弯曲或近平直，呈细小连珠状增厚，外平周壁表面均有角质线纹。气孔不定式，副卫细胞 2～4 个。叶肉组织中可见众多草酸钙簇晶，直径 5～55 μm。

【理化鉴别】供试品色谱中,在与对照品色谱相应的位置上,显相同颜色的荧光斑点[《中国药典》2015 年版萹蓄鉴别(2)]。

【检查】水分:不得超过 12.0%(《中国药典》2015 年版通则 0832 第二法)。

总灰分:不得超过 14.0%(《中国药典》2015 年版通则 2302)。

酸不溶性灰分:不得超过 4.0%(《中国药典》2015 年版通则 2302)。

【浸出物】照醇溶性浸出物测定法(《中国药典》2015 年版通则 2201)项下的热浸法测定,用稀乙醇作溶剂,不得少于 8.0%。

【含量测定】照高效液相色谱法(《中国药典》2015 年版通则 0512)测定,本品按干燥品计算,含杨梅苷($C_{21}H_{20}O_{12}$)不得少于 0.030%。

【功效】利尿通淋,杀虫,止痒。

5. 木贼

【别名】锉草。

【来源】为木贼科植物木贼 *Equisetum hyemale* L. 的干燥地上部分。

【识别特征】体态:多年生草本,茎直立,高 70～100 cm,中空,表面有纵横沟,非常粗糙。

叶:叶退化,连成有齿的管,包在节上,基部和顶端色较深,成黑褐色环。

孢子:孢子囊生于茎的顶端。

【生长环境】生于山坡湿地及草地。

【产地】东北、华北、西北等地,以陕西产量大,辽宁的品质好。

【采收季节】夏、秋两季采收。

【加工方法】用镰刀割取地上部分,去净杂草,晒至七八成干时捆成小把,再晒至足干。

【药材鉴别】呈长管状,不分枝,长 40～60 cm,直径 0.2～0.7 cm。表面灰绿色或黄绿色,有 18～30 条纵棱,棱上有多数细小光亮的疣状突起;节明显,节间长 2.5～9.0 cm,节上着生筒状鳞叶,叶鞘基部和鞘齿黑棕色,中部淡棕黄色。体轻,质脆,易折断,断面中空,周边有多数圆形的小空腔。气微,味甘淡、微涩,嚼之有沙粒感。

【商品质量要求】干货,茎粗壮,色绿,质厚,不脱节者为佳。

【包装保管】机轧包,放干燥通风处,防止受潮。

【显微鉴别】本品茎横切面:表皮细胞 1 列,外被角质层。表面有凹陷的沟槽和凸起的棱脊。棱脊上有透明硅质疣状突起 2 个,沟槽内有凹陷的气孔 2 个。皮层为薄壁组织,细胞呈长柱状或类圆形,位于棱脊内方的厚壁组织成楔形伸入皮层薄壁组织中。沟槽内厚壁组织仅 1～2 层细胞,沟槽下方有一空腔。内皮层有内外两列,外列呈波状环形,内列呈圆环状,均可见明显凯氏点。维管束外韧型,位于两列内皮层之间与纵棱相对,维管束内侧均有一束内腔。髓薄壁细胞扁缩,中央为髓腔。

【理化鉴别】供试品色谱中,在与对照品色谱相应的位置上,显相同颜色的荧光斑点[《中国药典》2015 年版木贼鉴别(2)]。

【检查】水分:不得超过 13.0%(《中国药典》2015 年版通则 0832第二法)。

【浸出物】照醇溶性浸出物测定法(《中国药典》2015 年版通则2201)项下的热浸法测定,用乙醇作溶剂,不得少于 5.0%。

【含量测定】照高效液相色谱法(《中国药典》2015 年版通则 0512)测定,本品按干燥品计算,含山奈素($C_{15}H_{10}O_6$)不得少于 0.20%。

【功效】疏散风热、明目退翳。

6.仙鹤草

【别名】龙芽草(植物名)。

【来源】为蔷薇科植物龙芽草 *Agrimonia pilosa* Ledeb. 的干燥地上部分。

【识别特征】体态：多年生直立草本，全株有柔毛，茎单一，高 30～90 cm。

叶：单数羽状复叶，互生，小叶 3～10 对，边缘有锯齿，托叶明显。

花果：总状花序顶生或腋生，花小，黄色，瘦果包于萼内。

【生长环境】生于山坡、路旁、沟边等处。

【产地】主产于浙江、江苏、湖南等地，安徽、福建、广东、河北、山东、湖北、云南、江西等地亦产。

【采收季节】夏、秋间，在枝叶茂盛未开花时或初开时，割取地上全草。

【加工方法】用刀割取地上全草，除去老梗及残叶、杂质，晾干或阴干。

【药材鉴别】长 50～100 cm，全体被白色柔毛。茎下部圆柱形，直径 4～6 mm，红棕色，上部方柱形，四面略凹陷，绿褐色，有纵沟和棱线，有节；体轻，质硬，易折断，断面中空。单数羽状复叶互生，暗绿色，皱缩卷曲；质脆，易碎；叶片有大小 2 种，相间生于叶轴上，顶端小叶较大，完整小叶片展平后呈卵形或长椭圆形，先端尖，基部楔形，边缘有锯齿；托叶 2，抱茎，斜卵形。总状花序细长，花萼下部呈筒状，萼筒上部有钩刺，先端 5 裂，花瓣黄色。气微，味微苦。

【商品质量要求】干货、茎紫红色、枝嫩、叶完整、色灰绿、无老梗、无残叶、无杂质为佳。

【包装保管】机轧包，放干燥通风处，防止受潮。

【显微鉴别】本品叶的粉末暗绿色。上表皮细胞多角形；下表皮细胞壁波状弯曲，气孔不定式或不等式。非腺毛单细胞，长短不一，壁厚，木化，具疣状突起，少数有螺旋纹理。小腺毛头部 1～4 细胞，卵圆形，柄 1～2 细胞；另有少数腺鳞，头部单细胞，直径约至 68 μm，含油滴，柄单细胞。草酸钙簇晶甚多，直径 9～50 μm。

【理化鉴别】供试品色谱中，在与对照药材色谱和对照品色谱相应的位置上，显相同颜色的斑点[《中国药典》2015 年版仙鹤草鉴别（2）]。

【检查】水分:不得超过 12.0%(《中国药典》2015 年版通则 0832 第二法)。

总灰分:不得超过 10.0%(《中国药典》2015 年版通则 2302)。

【功效】收敛止血、截疟、止痢、解毒、补虚。

7.裂叶荆芥

【别名】香荆芥。

【来源】为唇形科植物裂叶荆芥 *Schizonepeta tenuifolia*(Benth.)Briq.的干燥地上部分。

【识别特征】体态:一年生草本,高 60～80 cm,有香味,密生细白绒毛,略呈四棱形。绿色或带紫色,上部多分枝。

叶:叶对生,3～5 羽状深裂,裂片披针形,全缘。

花果:穗状花序细长,顶生与腋生,花二唇形,淡红白色,小坚果棕色。

【生长环境】生于山野阴坡、沟塘与草丛中。

【产地】主产于江苏江都、扬州、泰兴,浙江萧山、杭州,江西吉安、吉水,河北安国、易县、唐县,湖北秭归,湖南邵东、平江。

【采收季节】秋分前后,半花半籽时采收。

【加工方法】用刀割取地上部分全草,不带老梗、残叶,割下后晾干,晒至七八成时捆成小把,再晒至十成干即可。

荆芥穗:在半花半籽时趁鲜摘穗晒干。

【药材鉴别】茎呈方柱形,上部有分枝,长 50～80 cm,直径 0.2～0.4 cm;表面淡黄绿色或淡紫红色,被短柔毛;体轻,质脆,断面类白色。叶对生,多已脱落,叶片 3～5 羽状分裂,裂片细长。穗状轮伞花序顶生,长 2～9 cm,直径约 0.7 cm。花冠多脱落,宿萼钟状,先端 5 齿裂,淡棕色或黄绿色,被短柔毛;小坚果棕黑色。气芳香,味微涩而辛凉。

【商品质量要求】干货、茎细色紫，穗多，叶绿色气芳香，完整者为佳。

【包装保管】机轧包，放干燥通风处，防止受潮。

【显微鉴别】本品粉末黄棕色。宿萼表皮细胞垂周壁深波状弯曲。腺鳞头部 8 细胞，直径 96～112 μm，柄单细胞，棕黄色。小腺毛头部 1～2 细胞，柄单细胞。非腺毛 1～6 细胞，大多具壁疣。外果皮细胞表面观多角形，壁黏液化，胞腔含棕色物；断面观细胞类方形或类长方形，胞腔小。内果皮石细胞淡棕色，表面观垂周壁深波状弯曲，密具纹孔。纤维直径 14～43 μm，壁平直或微波状。

【理化鉴别】供试品色谱中，在与对照药材色谱相应的位置上，显相同颜色的斑点[《中国药典》2015 年版荆芥鉴别（2）]。

【检查】水分：不得超过 12.0%（《中国药典》2015 年版通则 0832 第四法）。

总灰分：不得超过 10.0%（《中国药典》2015 年版通则 2302）。

酸不溶性灰分：不得超过 3.0%（《中国药典》2015 年版通则 2302）。

【含量测定】挥发油　照挥发油测定法（《中国药典》2015 年版通则 2204）测定。本品含挥发油不得少于 0.60%（mL/g）。

胡薄荷酮：照高效液相色谱法（《中国药典》2015 年版通则 0512）测定，本品按干燥品计算，含胡薄荷酮（$C_{10}H_{16}O$）不得少于 0.020%。

【功效】解表散风、透疹，消疮。

8. 益母草

【别名】坤草。

【来源】本品为唇形科植物益母草 *Leonurus japonicus* Houtt.（Laur.）的新鲜或干燥地上部分。

【识别特征】体态：一年或二年生草本，茎四棱形，不分枝或有分枝，高 60～100 cm，微有毛。

叶:叶对生,基出叶先花枯萎,近圆形,缘有浅裂,裂片2～3齿,中部茎生叶三全裂,裂片近披针形,常三裂,上部叶不裂,线形。

花果:花多数,在叶腋中集成轮伞状,花唇形,淡红色或紫色,小坚果熟时黑色。

【生长环境】生于原野,沟滩草丛中与湿润处。

【产地】全国大部分地区均产。

【采收季节】鲜品春季幼苗期至初夏花前期采割;干品夏季茎叶茂盛、花未开或初开时采割。

【加工方法】割取地上部分,去净老梗,晒干或阴干。

【药材鉴别】干燥全草呈黄绿色,茎方而直,上端多分枝,有纵沟,密被茸毛,质轻而韧,断面中心有白色髓部,叶交互对生节上,边缘有稀疏的锯齿,上部深绿色,背面淡绿色,多已破碎,少有小花存在,味甘微苦。

【商品质量要求】干货、茎细、质嫩、色绿色、无杂质为佳。

【包装保管】机器轧包,放干燥通风处,防止受潮。

【显微鉴别】本品茎横切面:表皮细胞外被角质层,有茸毛;腺鳞头部4、6细胞或8细胞,柄单细胞;非腺毛1～4细胞。下皮厚角细胞在棱角处较多。皮层为数列薄壁细胞;内皮层明显。中柱鞘纤维束微木化。韧皮部较窄。木质部在棱角处较发达。髓部薄壁细胞较大。薄壁细胞含细小草酸钙针晶和小方晶。鲜品近表皮部分皮层薄壁细胞含叶绿体。

【理化鉴别】供试品色谱中,在与对照品色谱相应的位置上,显相同颜色的斑点[《中国药典》2015年版益母草鉴别(2)]。

【检查】水分:干益母草不得超过13.0%(《中国药典》2015年版通则0832第二法)。

总灰分:干益母草不得超过11.0%(《中国药典》2015年版通则2302)。

【浸出物】干益母草照水溶性浸出物测定法(《中国药典》2015年版

通则2201)项下的热浸法测定,不得少于15.0%。

【含量测定】干益母草盐酸水苏碱照高效液相色谱法(《中国药典》2015年版通则0512)测定。本品按干燥品计算,含盐酸水苏碱(C_7H_{13}NO_2·HCl)不得少于0.50%。

盐酸益母草碱照高效液相色谱法(《中国药典》2015年版通则0512)测定,本品按干燥品计算,含盐酸益母草碱(C_{14}H_{21}O_5N_3·HCl)不得少于0.050%。

【功效】活血调经,利尿消肿,清热解毒。

9. 青蒿

【别名】大青蒿。

【来源】为菊科植物黄花蒿 *Artemisia annua* L. 的干燥地上部分。

【识别特征】体态:一年或二年生直立草本,长30~80 cm,直径0.2~0.6 cm。

叶:叶互生,2~4回羽状深裂,小裂片狭长,有齿,卷缩易碎。

花果:头状花序小,近球形,直径约2 mm,多数排列成圆锥花序。

【生长环境】生于河岸、田野草丛中。

【产地】全国大部分地区均有分布。

【采收季节】秋季花盛开时采割。

【药材鉴别】茎呈圆柱形,上部多分枝,长30~80 cm,直径0.2~0.6 cm。表面黄绿色或棕黄色,具纵棱线;质略硬,易折断,断面中部有髓。叶互生,暗绿色或棕绿色,卷缩易碎,完整者展平后为三回羽状深裂,裂片和小裂片矩圆形或长椭圆形,两面被短毛。气香特异,味微苦。

【加工方法】离地面5~8寸处,割取全株,不带老梗和残叶,晾干或阴干,也可趁鲜切成5 mm长段晾干。

【商品质量要求】干货、质嫩、色绿、叶多、气清香、无老梗,无残叶及杂质为佳。

【包装保管】机轧包,青蒿段装麻袋。放干燥通风处,防止受潮。

【理化鉴别】供试品色谱中,在与对照品色谱相应的位置上,显相同颜色的荧光斑点(《中国药典》2015 年版青蒿鉴别)。

【检查】水分:不得超过 14.0%(《中国药典》2015 年版通则 0832 第二法)。

总灰分:不得超过 8.0%(《中国药典》2015 年版通则 2302)。

【浸出物】照醇溶性浸出物测定法(《中国药典》2015 年版通则 2201)项下的冷浸法测定,用无水乙醇作溶剂,不得少于 1.9%。

【功效】清虚热,除骨蒸,解暑热,截疟,退黄。

10. 白屈菜

【别名】黄汤子、断肠草。

【来源】为罂粟科植物白屈菜 *Chelidonium majus* L. 的干燥全草。

【识别特征】体态:二年生或多年直立草本,高 60～100 cm,分枝疏散,疏生细长白毛,折断后有橙黄色苦味汁液流出。

叶:叶互生,羽状全裂,裂片倒卵形,边缘有缺刻与锯齿,叶轴与叶背面生细长白毛。

花果:花数朵排列成顶生或腋生的伞形花序,花瓣 4 枚,黄色,蒴果线状圆柱形,长约 1 寸,熟时由下向上开裂,种子多数,黑褐色。

【生长环境】生于沟塘边,坝墙根等阴湿处。

【产地】全国大部分地区均产。

【采收季节】夏季花开时采收,有时也采两茬,头茬花小,暑前后开花时采收,二茬花秋分前后割二茬。

【加工方法】割下带花全草,去净残叶、老梗及根,除去杂质,晾晒至八成干,捆成小把再晾干透。

【药材鉴别】根呈圆锥状,多有分枝,密生须根。茎干瘪中空,表面黄绿色或绿褐色,有的可见白粉。叶互生,多皱缩、破碎,完整者为一至二回羽状分裂,裂片近对生,先端钝,边缘具不整齐的缺刻;上表面黄绿色,下表面绿灰色,具白色柔毛,脉上尤多。花瓣 4 片,卵圆形,黄色,雄蕊多数,雌蕊 1。蒴果细圆柱形;种子多数,卵形,细小,黑色。气微,味微苦。

【商品质量要求】干货,灰绿色,整齐不碎,带花,无残叶,老梗及根,无杂质为佳。

【包装保管】机轧包,放干燥通风处,防止受潮。

【显微鉴别】本品粉末绿褐色或黄褐色。纤维多成束,细长,两端平截,直径 25～40 μm,壁薄。导管多为网纹导管、梯纹导管及螺纹导管,直径 25～45 μm。叶上表皮细胞多角形;叶下表皮细胞壁波状弯曲,气孔为不定式。非腺毛由 1～10 余个细胞组成,表面有细密的疣状突起,顶端细胞较尖,中部常有一至数个细胞缢缩。花粉粒类球形,直径 20～38 μm,表面具细密的点状纹理,具 3 个萌发孔。果皮表皮细胞长方形或长梭形,长 60～100 μm,宽 25～40 μm,有的细胞中含草酸钙方晶,细胞壁呈连珠状增厚。淀粉粒单粒,直径 3～10 μm;复粒由 2～10 分粒组成。

【理化鉴别】供试品色谱中,在与对照药材色谱和对照品色谱相应的位置上,显相同颜色的荧光斑点[《中国药典》2015 年版白屈菜鉴别(2)]。

【检查】水分:不得超过 13.0%(《中国药典》2015 年版通则 0832 第二法)。

总灰分:不得超过 12.0%(《中国药典》2015 年版通则 2302)。

【浸出物】照醇溶性浸出物测定法(《中国药典》2015 年版通则 2201)项下的热浸法测定,用稀乙醇作溶剂,不得少于 17.0%。

【含量测定】照高效液相色谱法(《中国药典》2015 年版通则 0512)测定,本品按干燥品计算,含白屈菜红碱($C_{21}H_{18}NO_4^+$)不得少于 0.020%。

【功效】解痉止痛,止咳平喘。

11. 问 荆

【别名】笔头菜。

【来源】为木贼科木贼属植物问荆 *Equisetum arvense* L. 的全草。

【识别特征】体态:多年生直立草本。营养茎与生孢子囊茎不同。营养茎夏季出生,高 5 寸至 2 尺,有棱脊 6～15 条,节上有轮生小枝,生孢子囊穗的茎早春生出,不分枝,无叶绿素,顶端生孢子束穗。

叶:叶退化,连成有齿的管,齿黑色,有灰白色边。

【生长环境】生于田间、沟边等潮湿地带。

【产地】承德各县均产,以宽城、滦平产量大。

【采收季节】夏季采收。

【加工方法】割取地上全草,去净根及杂草,晾晒干透为止,或八成干捆小把,再晒纯干。

【商品质量要求】干货、整齐、色绿,无根及杂草为佳。

【包装保管】机轧包,放干燥通风处,防止受潮。

【功能】清热、凉血、止咳、利尿。

第四章　花、叶类

1.金莲花

【别名】鸡蛋黄花。

【来源】为毛茛科金莲花属植物金莲花 *Trollius chinensis* Bge. 的花。

【识别特征】体态：多年生直立草本，高 40～100 cm，无毛。

叶：叶互生，基生叶 1～2 枚，有长柄，茎生叶 3～4 枚，向上变小，柄也渐短，叶片掌状 3～5 裂片多数菱状椭圆形，再次 3 裂至中部，小裂片边缘有缺刻和尖锯齿。

花果：花单生茎顶，金黄色，夏季开放，萼片花瓣状，常 10 枚以上。花瓣退化变成密叶，比萼片短，聚合蓇葖果。

【生长环境】生于海拔 1 000 m 以上的高山草地及林缘。

【产地】生产于围场、丰宁坝上地区。其次：兴隆雾灵山，平泉光头山，宽城都山均有分布。

【采收季节】7 月下旬至 8 月中旬之间花盛开时采收花朵。

【加工方法】选晴天将盛开的花朵采下，不带花梗，放在筐内（不能装口袋，否则变黑）。采回及时放席上晾晒至足干，防止雨淋，水浸。

【药材鉴别】干燥的花皱缩卷曲，多带有短花柄，表面金黄色，花瓣缩成线状。雄蕊黄白色，气浓香，味微苦。

【商品质量要求】干货、色金黄、完整不碎，不带杂质者为佳。

【包装保管】机器轧包,放干燥通风处,防止受潮。

【功效】清热解毒。

2. 金银花

【别名】银花、双花、二宝花、忍冬(植物名)。

【来源】为忍冬科植物忍冬 *Lonicera japonica* Thunb. 的干燥花蕾或带初开的花。

【识别特征】体态:多年生缠绕木质藤本。茎细、中空、多分枝。皮棕褐色,呈条状剥裂,嫩时有毛。

叶:叶对生,卵形至长卵形,长 3～7 cm,嫩时有毛。

花果:花成对腋生,4～9 月开花,初开时白花,后变黄色,有香气。花冠二唇形,上唇四裂,下唇不裂,花管细弱,浆果熟时黑色。

【生长环境】人工栽培。

【产地】我国南北各地均有分布,主产于河南、山东等省。

【采收季节】夏初花开放前采摘。

【加工方法】每天上午露水落后将发白色花蕾采下,放在席上晾晒或阴干,并注意翻动,否则容易变黑。不能在烈日下曝晒,否则易变色。

【药材鉴别】本品呈棒状,上粗下细,略弯曲,长 2～3 cm,上部直径约 3 mm,下部直径约 1.5 mm。表面黄白色或绿白色(贮久色渐深),密被短柔毛。偶见叶状苞片。花萼绿色,先端 5 裂,裂片有毛,长约 2 mm。开放者花冠筒状,先端二唇形;雄蕊 5,附于筒壁,黄色;雌蕊 1,子房无毛。气清香,味淡、微苦。

【商品质量要求】干货、花蕾肥大、色黄白,无枝叶及开放花朵,无杂质为佳。

【包装保管】机轧包,放干燥通风处,防止受潮,虫柱、霉变。

【显微鉴别】本品粉末浅黄棕色或黄绿色。腺毛较多,头部倒圆锥形、类圆形或略扁圆形,4～33 细胞,成 2～4 层,柄部 1～5 细胞,长可达 700 μm。非腺毛有两种:一种为厚壁非腺毛,单细胞,长可达 900 μm,表面有微细疣状或泡状突起,有的具螺纹;另一种为薄壁非腺毛,单细胞,甚长,弯曲或皱缩,表面有微细疣状突起。草酸钙簇晶直径 6～45 μm。花粉粒类圆形或三角形,表面具细密短刺及细颗粒状雕纹,具 3 孔沟。

【理化鉴别】供试品色谱中,在与对照品色谱相应的位置上,显相同颜色的荧光斑点[《中国药典》2015 年版金银花鉴别(2)]。

【检查】水分:不得超过 12.0%(《中国药典》2015 年版通则 0832 第四法)。

总灰分:不得超过 10.0%(《中国药典》2015 年版通则 2302)。

酸不溶性灰分:不得超过 3.0%(《中国药典》2015 年版通则 2302)。

重金属及有害元素:照铅、镉、砷、汞、铜测定法(《中国药典》2015 年版通则 2321 原子吸收分光光度法或电感耦合等离子体质谱法)测定,铅不得超过 5 mg/kg;镉不得超过 0.3 mg/kg;砷不得超过 2 mg/kg;汞不得超过 0.2 mg/kg;铜不得超过 20 mg/kg。

【含量测定】绿原酸:照高效液相色谱法(《中国药典》2015 年版通则 0512)测定。本品按干燥品计算,含绿原酸($C_{16}H_{18}O_9$)不得少于 1.5%。

木犀草苷 照高效液相色谱法(《中国药典》2015 年版通则 0512)测定。本品按干燥品计算,含木犀草苷($C_{21}H_{20}O_{11}$)不得少 0.050%。

【功效】清热解毒、疏散风热。

3. 玫瑰花

【别名】家刺玫果花、玫瑰(植物名)。

【来源】为蔷薇科植物玫瑰 *Rosa rugosa* Thunb. 的干燥花蕾。

【识别特征】落叶灌木,高 1～2 m,密生刺毛、皮刺及绒毛。

叶：单数羽状复叶，互生，叶柄基部的叶常成对着生，小叶 5～9 枚，边缘有钝锯齿，上面因叶脉下陷而有明显的皱纹，背面有短柔毛。

花果：花单生成 2～6 株簇生重瓣花，紫红色，少有白色，夏季开放，花柱梢伸出花托之外，在花托口部形成头状。瘦果包藏于花托内面，砖红色，萼片宿存。

【生长环境】人工种植。

【产地】全国各地均产。主产于江苏无锡、江阴、苏州、吴县，浙江吴庆长兴，山东东平等地；20 世纪八九十年代，河北省承德市围场县大面积种植。

【采收季节】春末夏初花将开放时分批采摘。

【加工方法】早晨露水落后采摘盛开的花朵，放在席上晒干。

【药材鉴别】本品略呈半球形或不规则团状，直径 0.7～1.5 cm。残留花梗上被细柔毛，花托半球形，与花萼基部合生；萼片 5，披针形，黄绿色或棕绿色，被有细柔毛；花瓣多皱缩，展平后宽卵形，呈覆瓦状排列，紫红色，有的黄棕色；雄蕊多数，黄褐色；花柱多数，柱头在花托口集成头状，略突出，短于雄蕊。体轻，质脆。气芳香浓郁，味微苦涩。

　　附注：外形与月季花相似，但月季花蒂细，花瓣长，颜色、气味均淡。

【商品质量要求】干货、整齐不碎，朵大瓣厚，紫红色，花托青绿色，香气浓，无叶，叶柄及杂质。

【包装保管】装一号硬纸箱，放干燥通风处，防止受潮。

【显微鉴别】本品萼片表面观：非腺毛较密，单细胞，多弯曲，长 136～680 μm，壁厚，木化，腺毛头部多细胞，扁球形，直径 64～180 μm，柄部多细胞，多列性，长 50～340 μm，基部有时可见单细胞分枝。草酸钙簇晶直径 9～25 μm。

【检查】水分：不得超过 12.0%（《中国药典》2015 年版通则 0832 第二法）。

总灰分：不得超过 7.0%（《中国药典》2015 年版通则 2302）。

【浸出物】照醇溶性浸出物测定法(《中国药典》2015 年版通则2201)项下的热浸法测定,用 20%乙醇做溶剂,不得少于 28.0%。

【功效】行气解郁,和血,止痛。

附注:家玫瑰花瓣,在花盛开时摘取花瓣,不带花托和花萼。

另有山玫瑰花瓣也作玫瑰花收购入药,其主要区别是:枝有细刺,无绒毛,小叶 7～9,长圆形,长 4～8 分,上面的叶脉不明显下陷。花单生或 2～3 朵簇生。单瓣花由 5 枚花瓣组成,粉红色,托叶,叶轴,花托均有腺毛,野生于山坡,地界,沟边等处习惯用花瓣,花盛开时摘下花瓣,晒干。成品不带花托,紫红色。

4. 旋覆花

【别名】伏花、小黄花。

【来源】为菊科植物旋覆花 *Inula japonica* Thunb. 或欧亚旋覆花 *Inula britannica* L. 的干燥头状花序。

【识别特征】体态:多年生直立草本,有毛,有分枝,高 60～90 cm。

叶:叶互生,长椭圆形或卵状披针形,宽 1～2 cm,基部狭窄,有叶耳,半抱茎,全缘或有微齿,两面有毛。

花果:头状花序单生或 3～5 个在枝顶排成伞房状,花黄色,径约3 cm,瘦果有白毛。

【生长环境】生于山坡,路旁、沟堂及水旁湿地。

【产地】全国大部分地区均有生产,主产于河南、河北、江苏、浙江、安徽等地。

【采收季节】夏、秋二季花开时采收。

【加工方法】花盛开时采下晒干,注意花干的程度,主要看总苞是否干透,采回以后,防止受淋、水浸。

【药材鉴别】本品呈扁球形或类球形,直径 1～2 cm。总苞由多数苞片组成,呈覆瓦状排列,苞片披针形或条形,灰黄色,长 4～11 mm;总苞基部有时残留花梗,苞片及花梗表面被白色茸毛,舌状花 1 列,黄色,长约 1 cm,多卷曲,常脱落,先端 3 齿裂;管状花多数,棕黄色,长约 5 mm,先端 5 齿裂;子房顶端有多数白色冠毛,长 5～6 mm。有的可见椭圆形小瘦果。体轻,易散碎。气微,味微苦。

【商品质量要求】干货、花序大,黄色,有白色绒毛,无枝叶杂质为佳。

【包装保管】机轧包,外包麻袋布,放干燥通风处,防止受潮。

【显微鉴别】本品表面观:苞片非腺毛 1～8 细胞,多细胞者基部膨大,顶端细胞特长;内层苞片另有 2～3 细胞并生的非腺毛。冠毛为多列性非腺毛,边缘细胞稍向外突出。子房表皮细胞含草酸钙柱晶,长约至 48 μm,直径 2～5 μm;子房非腺毛 2 列性,1 列为单细胞,另列通常 2 细胞,长 90～220 μm。苞片、花冠腺毛棒槌状,头部多细胞,多排成 2 列,围有角质囊,柄部多细胞 2 列。花粉粒类球形,直径 22～33 μm,外壁有刺,长约 3 μm,具 3 个萌发孔。

【理化鉴别】供试品色谱中,在与对照药材色谱相应的位置上,显相同颜色的主斑点[《中国药典》2015 年版旋覆花鉴别(2)]。

【功效】降气,消痰,行水,止呕。

附注:另有一种线叶旋覆花,也可以入药,其与旋覆花区别,叶线形或线状披针形,宽约 3 分,边缘反卷,光滑无毛或两面有疏毛,瘦果毛极少,其他同旋覆花。

5. 锦灯笼

【别名】酸浆(植物名)、挂金灯、红姑娘。

【来源】为茄科植物酸浆 *Physalis alkekengi* L. var. *franchetii* (Mast.) Makino 的干燥宿萼或带果实的宿萼。

【识别特征】体态:多年生直立草本,高 40～70 cm,有棱。

叶:叶互生,有时相互靠近成对生状,菱状卵形,边缘呈不规则波状,长 6～7 cm。

花果:花单生叶腋,黄白色,花萼绿色,钟形,宿存,随果长大,8—10 月果成熟时膨胀如灯笼,卵形,橙红色,长约 7 cm,有 5 棱角,浆果红色,包于萼内。

【生长环境】生于山坡、村旁、路边等处。

【产地】全国大部地区均有生产,以东北、华北产量大、质量好。

【采收季节】秋季果实成熟时,宿萼红色或红黄色时采收。

【加工方法】摘下宿萼,去掉果实,晒干即可。

【药材鉴别】本品略呈灯笼状,多压扁,长 3～4.5 cm,宽 2.5～4 cm。表面橙红色或橙黄色,有 5 条明显的纵棱,棱间有网状的细脉纹。顶端渐尖,微 5 裂,基部略平截,中心凹陷有果梗。体轻,质柔韧,中空,或内有棕红色或橙红色果实。果实球形,多压扁,直径 1～1.5 cm,果皮皱缩,内含种子多数。气微,宿萼味苦,果实味甘、微酸。

【商品质量要求】干货,个大整齐,红色,净皮无果,无柄及枝叶杂质为佳。

【包装保管】机轧包,放干燥通风处,防止受潮。

【显微鉴别】本品粉末橙红色。表皮毛众多。腺毛头部椭圆形,柄 2～4 细胞,长 95～170 μm。非腺毛 3～4 细胞,长 130～170 μm,胞腔内含橙红色颗粒状物。宿萼内表皮细胞垂周壁波状弯曲;宿萼外表皮细胞垂周壁平整,气孔不定式。薄壁组织中含多量橙红色颗粒。

【理化鉴别】供试品色谱中,在与对照品色谱相应的位置上,显相同颜色的荧光斑点(《中国药典》2015 年版锦灯笼鉴别)。

【检查】水分:不得超过 10.0%(《中国药典》2015 年版通则 0832 第二法)。

【含量测定】照高效液相色谱法(《中国药典》2015 年版通则 0512)测定,本品按干燥品计算,含木犀草苷($C_{21}H_{20}O_{11}$)不得少于 0.10%。

【功效】清热解毒,利咽化痰,利尿通淋。

6.艾叶

【别名】医草、艾蒿、灸草、蕲艾。

【来源】为菊科植物艾 *Artemisia argyi* Levl. et Vant. 的干燥叶。

【识别特征】体态:多年生草本,高可达 1 m 以上,密被茸毛。

叶:叶互生;中部叶基部急狭;叶片羽状深裂或浅裂,侧裂片约 2 对,常楔形;中裂片又常 3 裂,裂片边缘有齿,上面被蛛丝状毛,有白色密或疏腺点,下面被白色密茸毛;上部叶渐小,3 裂或全缘,

花果:头状花序多数,排列成复总状;花带红色,多数,外层雌性,内层两性。瘦果长达 1 mm,无毛。

【生长环境】生于山地或原野等地。

【产地】我国大部分地区均有生产。

【采收季节】夏季花未开时采摘。

【加工方法】除去杂质,晒干或阴干,生用、捣绒或制炭用。

【药材鉴别】本品多皱缩、破碎,有短柄。完整叶片展平后呈卵状椭圆形,羽状深裂,裂片椭圆状披针形,边缘有不规则的粗锯齿;上表面灰绿色或深黄绿色,有稀疏的柔毛和腺点;下表面密生灰白色绒毛。质柔软。气清香,味苦。

【商品质量要求】叶以背面灰白色,绒毛多,香气浓郁,质柔软,叶厚色轻者为佳。

【包装保管】机轧包,放干燥通风入,防止受潮。

【显微鉴别】本品粉末绿褐色。非腺毛有两种:一种为 T 形毛,顶端细胞长而弯曲,两臂不等长,柄 2～4 细胞;另一种为单列性非腺毛,3～5 细胞,顶端细胞特长而扭曲,常断落。腺毛表面观鞋底形,由 4、6 细胞相对叠合而成,无柄。草酸钙簇晶,直径 3～7 μm,存在于叶肉细胞中。

【理化鉴别】供试品色谱中,在与对照药材色谱相应的位置上,显相同颜色的主斑点[《中国药典》2015 年版艾叶鉴别(2)]。

【检查】水分:不得超过 15.0%(《中国药典》2015 年版通则 0832 第四法)。

总灰分:不得超过 12.0%(《中国药典》2015 年版通则 2302)。

酸不溶性灰分:不得超过 3.0%(《中国药典》2015 年版通则 2302)。

【含量测定】照气相色谱法(《中国药典》2015 年版通则 0521)测定,本品按干燥品计算,含桉油精($C_{10}H_8O$)不得少于 0.050%。

【功效】温经止血,散寒止痛。

7. 石韦

【别名】石柳子。

【来源】为水龙骨科植物庐山石韦 *Pyrrosia sheareri*(Bak.)Ching、石韦 *Pyrrosia lingua*(Thunb.)Farwell 或有柄石韦 *Pyrrosia petiolosa*(Christ)Ching 的干燥叶。

【识别特征】有柄石韦,多年生草本,高 5～20 cm。

根茎:根茎长而横走,密生鳞片,鳞片卵状披针形。

叶:叶厚革质,长圆形较宽,上面无毛,下面生有星状毛,干后有时叶缘向上反卷。

【生长环境】生于阳坡石缝中。

【产地】庐山石韦主产于江西、湖南、贵州、四川;石韦主产于长江以南各省;有柄石韦主产于华北、华东、华中等省区。

【采收季节】全年均可采收。

【加工方法】采下叶后,去净根和泥土杂质,晒干。

【药材鉴别】庐山石韦叶片略皱缩,展平后呈披针形,长 10～25 cm,宽 3～5 cm。先端渐尖,基部耳状偏斜,全缘,边缘常向内卷曲;上表面黄绿色或灰绿色,散布有黑色圆形小凹点;下表面密生红棕色星状毛,有的侧脉间布满棕色圆点状的孢子囊群。叶柄具四棱,长10～20 cm,直径1.5～3 mm,略扭曲,有纵槽。叶片革质。气微,味微涩苦。石韦叶片披针形或长圆披针形,长8～12 cm,宽1～3 cm。基部楔形,对称。孢子囊群在侧脉间,排列紧密而整齐。叶柄长5～10 cm,直径约1.5 mm。有柄石韦叶片多卷曲呈筒状,展平后呈长圆形或卵状长圆形,长3～8 cm,宽1～2.5 cm。基部楔形,对称;下表面侧脉不明显,布满孢子囊群。叶柄长3～12 cm,直径约1 mm。

【商品质量要求】干货,叶厚,整齐,洁净,无杂质为佳。

【包装保管】机轧包,放干燥通风处,防止受潮。

【显微鉴别】本品粉末黄棕色。星状毛体部7～12细胞,辐射状排列成上、下两轮,每个细胞呈披针形,顶端急尖,有的表面有纵向或不规则网状纹理;柄部1～9细胞。孢子囊环带细胞,表面观扁长方形。孢子极面观椭圆形,赤道面观肾形,外壁具疣状突起。叶下表皮细胞多角形,垂周壁连珠状增厚,气孔类圆形。纤维长梭形,胞腔内充满红棕色或棕色块状物。

【检查】杂质:不得超过3%(《中国药典》2015年版通则2301)。

水分:不得超过13.0%(《中国药典》2015年版通则0832第二法)。

总灰分:不得超过7.0%(《中国药典》2015年版通则2302)。

【浸出物】照醇溶性浸出物测定法(《中国药典》2015年版通则2201)项下的热浸法测定,用稀乙醇做溶剂,不得少于18.0%。

【含量测定】照高效液相色谱法(《中国药典》2015年版通则0512)测定,本品按干燥品计算,含绿原酸($C_{16}H_{18}O_9$)不得少于0.20%。

【功效】利水通淋,清肺止咳,凉血止血。

8. 桑叶

【别名】霜桑叶。

【来源】为桑科植物桑 *Morus alba* L.的干燥叶。

【识别特征】体态：落叶乔木，常成灌木状，树皮灰褐色，小枝有短柔毛，内含白色乳汁。

叶：叶互生，卵形至宽卵形，有时呈不规则浅裂，边缘有锯齿（幼树叶常呈不规则分裂），背面脉腋有簇毛。

花果：花单性异株，腋生柔荑花序，瘦果外被肉质花被，多数密集成一长圆形或卵圆形聚花果（桑葚），熟时紫红色。

【生长环境】人工栽培。

【产地】全国大部分地区都有生产，以南方育蚕区产量较大，如安徽、浙江、江苏、四川、湖南等地。

【采收季节】秋末经霜后采摘叶子。

【加工方法】叶子经霜打后采回，除去树枝及杂质，晒干。

【药材鉴别】本品多皱缩、破碎。完整者有柄，叶片展平后呈卵形或宽卵形，长 8～15 cm，宽 7～13 cm。先端渐尖，基部截形、圆形或心形，边缘有锯齿或钝锯齿，有的不规则分裂。上表面黄绿色或浅黄棕色，有的有小疣状突起；下表面颜色稍浅，叶脉突出，小脉网状，脉上被疏毛，脉基具簇毛。质脆。气微，味淡、微苦涩。

【商品质量要求】干货、叶大完整、质厚、色黄绿、无杂质为佳。

【包装保管】机轧包，放干燥通风处，防止受潮。

【显微鉴别】本品粉末黄绿色或黄棕色。上表皮有含钟乳体的大型晶细胞，钟乳体直径 47～77 μm。下表皮气孔不定式，副卫细胞 4～6 个。非腺毛单细胞，长 50～230 μm。草酸钙簇晶直径 5～16 μm；偶见方晶。

【理化鉴别】供试品色谱中，在与对照药材色谱相应的位置上，显相同颜色的荧光斑点［《中国药典》2015 年版桑叶鉴别（2）］。

【检查】水分：不得超过 15.0%（《中国药典》2015 年版通则 0832第二法）。

总灰分：不得超过 13.0%（《中国药典》2015 年版通则 2302）。

酸不溶性灰分：不得超过 4.5%（《中国药典》2015 年版通则 2302）。

　　【浸出物】照醇溶性浸出物测定法(《中国药典》2015 年版通则 2201)项下的热浸法测定,用无水乙醇做溶剂,不得少于 5.0%。

　　【含量测定】照高效液相色谱法(《中国药典》2015 年版通则 0512)测定,本品按干燥品计算,含芦丁($C_{27}H_{30}O_{16}$)不得少于 0.10%。

　　【功效】疏散风热,清肺润燥,清肝明目。

第五章　皮类

1. 白鲜皮

【别名】白鲜（植物名）、白奶秧根。

【来源】为芸香科植物白鲜 *Dictamnus dasycarpus* Turcz. 的干燥根皮。

【识别特征】体态：多年生直立草本，有强烈的香气，高达 3 尺，下部木质化，上部多分枝。

根：根茎木质，生有数条粗长的根。

叶：叶互生，为单数羽状复叶，小叶 5～13 片，卵状披针形至长圆状针形，叶轴有狭翅。

花果：总状花序顶生，密生细柔毛及凸起的油腺，花白色或淡紫色，蒴果 5 裂。

【生长环境】生于山野阴坡，丛林中。

【产地】主产于辽宁、河北、山东、江苏等地。

【采收季节】春秋两季采刨，以春季为主。

【加工方法】刨出后，除掉秧茬，洗净泥土，去净须毛根，顺根用刀割一条口，用木棒砸皮离骨，将木质心抽出，去掉五花头皮。放席上晒干。

【药材鉴别】根皮呈卷筒状，长 5～15 cm，直径 1～2 cm，厚 0.2～0.5 cm。外表面灰白色或淡灰黄色，具细纵皱纹和细根痕，常有突起的颗粒状小点；内表面类白色，有细纵纹。质脆，折断时有粉尘飞扬，断面不平坦，略呈层片状，剥去外层，迎光可见闪烁的小亮点。有羊膻气，味微苦。

【商品质量要求】干货、色白，筒状，整齐，肉厚无木心，无杂质为佳。

【包装保管】包装标准新麻袋，放干燥通风处，防止受潮。

【显微鉴别】本品横切面：木栓层为 10 余列细胞。栓内层狭窄，纤维多单个散在，黄色，直径 $25\sim100~\mu m$，壁厚，层纹明显。韧皮部宽广，射线宽 $1\sim3$ 列细胞；纤维单个散在。薄壁组织中有多数草酸钙簇晶，直径 $5\sim30~\mu m$。

【理化鉴别】供试品色谱中，在与对照品色谱相应的位置上，显相同颜色的斑点[《中国药典》2015 年版白鲜皮鉴别(2)]。

【检查】水分：不得超过 14.0%（《中国药典》2015 年版通则 0832 第二法）。

【浸出物】照水溶性浸出物测定法（《中国药典》2015 年版通则 2201）项下的冷浸法测定，不得少于 20.0%。

【含量测定】照高效液相色谱法（《中国药典》2015 年版通则 0512）测定，本品按干燥品计算，含梣酮（$C_{14}H_{16}O_3$）不得少于 0.050%，黄柏酮（$C_{26}H_{34}O_7$）不得少于 0.15%。

【功效】清热燥湿，祛风解毒。

2. 桑白皮

【别名】桑树皮。

【来源】为桑科植物桑 *Morus alba* L. 的干燥根皮。

【识别特征】体态：落叶乔木，常呈灌木状。树皮灰褐色，小枝有短柔毛，内含白色乳汁。

叶：叶互生，卵形至宽卵形，有时成不规则浅裂或深裂，边缘有钝齿。

花果：花单性，雌雄异株，少有同株。成腋生柔荑花序。瘦果外被肉质花被，多数密集成一卵圆形或长圆形聚合果，熟时淡红色或紫红色。

【生长环境】栽培品种。

【产地】主产于安徽、河南、浙江、江苏、湖南等地，河北亦产。

【采收季节】秋末叶落时至翌春发芽前采挖。

【加工方法】刨出桑树根，去净秧茬、泥土、杂质，刮去外层老皮，去净木质心，晒干即可。

【药材鉴别】呈扭曲的卷筒状、槽状或板片状，长短宽窄不一，厚1～4 mm。外表面白色或淡黄白色，较平坦，有的残留橙黄色或棕黄色鳞片状粗皮；内表面黄白色或灰黄色，有细纵纹。体轻，质韧，纤维性强，难折断，易纵向撕裂，撕裂时有粉尘飞扬。气微，味微甘。

【商品质量要求】干货、皮厚、色白、质柔韧、无杂质为佳。

【包装保管】机器轧包，放干燥通风处，防止受潮。

【显微鉴别】本品横切面：韧皮部射线宽 2～6 列细胞；散有乳管；纤维单个散在或成束，非木化或微木化；薄壁细胞含淀粉粒，有的细胞含草酸钙方晶。较老的根皮中，散在夹有石细胞的厚壁细胞群，胞腔大多含方晶。

粉末淡灰黄色。纤维甚多，多碎断，直径 13～26 μm，壁厚，非木化至微木化。草酸钙方晶直径 11～32 μm。石细胞类圆形、类方形或形状不规则，直径 22～52 μm，壁较厚或极厚，纹孔和孔沟明显，胞腔内有的含方晶。另有含晶厚壁细胞。淀粉粒甚多，单粒类圆形，直径4～16 μm；复粒由 2～8 分粒组成。

【理化鉴别】供试品色谱中，在与对照药材色谱相应的位置上，显相同的两个荧光斑点［《中国药典》2015 年版桑白皮鉴别（2）］。

【功效】泻肺平喘，利水消肿。

第六章 藤木类

1. 槲寄生

【别名】冬青、寄生。

【来源】本品为桑寄生科植物槲寄生 *Viscum coloratum*（Komar.）Nakai 的干燥带叶茎枝。

【识别特征】体态：常绿半寄生小灌木。茎圆柱形，黄绿色，常呈2～3 回叉状分枝。

叶：对生，生于枝顶，肥厚，倒披针形，两面无毛，有光泽，主脉5出，中间3条显著。

花果：花单性，雌雄异株，生于枝顶或分叉处，绿黄色。雄花花被4裂；雌花花被钟形。浆果球形，熟时橙红色，富有黏液质。

【生长环境】寄生于杨、柳、榆、栎树上。

【产地】产于东北、华北、西北等地。

【采收季节】冬季至翌春采割。

【加工方法】除去粗茎，切段，干燥，或蒸后干燥。

【药材鉴别】本品茎枝呈圆柱形，2～5 叉状分枝，长约 30 cm，直径0.3～1 cm；表面黄绿色、金黄色或黄棕色，有纵皱纹；节膨大，节上有分枝或枝痕；体轻，质脆，易折断，断面不平坦，皮部黄色，木部色较浅，射线放射状，髓部常偏向一边。叶对生于枝梢，易脱落，无柄；叶片呈长椭圆状披针形，长 2～7 cm，宽 0.5～1.5 cm；先端钝圆，基部楔形，全缘;表面黄绿色,有细皱纹,主脉 5 出,中间 3 条明显,革质。气微,味微苦,嚼之有黏性。

【商品质量要求】以干货,色黄绿,整齐,无杂质者为佳。

【包装保管】机扎包,存放于通风干燥处。

【显微鉴别】本品茎横切面:表皮细胞长方形,外被黄绿色角质层,厚 19~80 μm。皮层较宽广,纤维数十个成束,微木化;老茎石细胞甚多,单个散在或数个成群,韧皮部较窄,老茎散有石细胞。形成层不明显。木质部散有纤维束;导管周围纤维甚多,并有少数异形细胞。髓明显。薄壁细胞含草酸钙簇晶和少数方晶。

本品茎粉末淡黄色。表皮碎片黄绿色,细胞类长方形,可见气孔。纤维成束,直径 10~34 μm,壁较厚,略呈波状,微木化。异形细胞形状不规则,壁较厚,微木化,胞腔大。草酸钙簇晶直径 17~45 μm;方晶较少,直径 8~30 μm。石细胞类方形、类多角形或不规则形,直径 42~102 μm。

【理化鉴别】供试品色谱中,在与对照药材色谱和对照品色谱相应的位置上,显相同颜色的斑点;再置紫外光灯(365 nm)下检视,显相同颜色的荧光斑点[《中国药典》2015 年版槲寄生鉴别(2)]。

【检查】杂质:不得超过 2%(《中国药典》2015 年版通则 2301)。

水分:不得超过 12.0%(《中国药典》2015 年版通则 0832 第二法)。

总灰分:不得超过 9.0%(《中国药典》2015 年版通则 2302)。

酸不溶性灰分:不得超过 2.5%(《中国药典》2015 年版通则 2302)。

【浸出物】照醇溶性浸出物测定法(《中国药典》2015 年版通则 2201)项下的热浸法测定,用乙醇做溶剂,不得少于 20.0%。

【含量测定】照高效液相色谱法(《中国药典》2015 年版通则 0512)测定,本品按干燥品计算,含紫丁香苷($C_{17}H_{24}O_9$)不得少于 0.040%。

【功效】祛风湿,补肝肾,强筋骨,安胎元。

第七章　菌类

1. 马勃

【别名】马粪包。

【来源】为灰包科真菌脱皮马勃 *Lasiosphaera fenzlii* Reich. 、大马勃 *Calvatia gigantea*（Batsch ex Pers.）Lloyd. 或紫色马勃 *Calvatia lilacina*（Mont. et Berk.）Lloyd 的干燥子实体。

【识别特征】幼时内外纯白色，内部肉质，表面光滑，成熟后黄褐色，皮薄易撕下，内棕褐色，松软而有弹性，手捻细软光滑。

【生长环境】生于旷野草地上。

【产地】脱皮马勃主产于辽宁、甘肃、湖北、江苏、湖南、广西、安徽；大马勃主产于内蒙古、河北、青海、吉林、湖北；紫色马勃主产于广东、广西、湖北、江苏、安徽。

【采收季节】夏、秋二季外皮发软变为黄褐色时采收，注意过早采收未成熟，无烟粉，过晚则破裂。

【加工方法】采下马勃去净泥土，晒干。

【药材鉴别】脱皮马勃：呈扁球形或类球形，无不孕基部，直径 15～20 cm。包被灰棕色至黄褐色，纸质，常破碎呈块片状，或已全部脱落，孢体灰褐色或浅褐色，紧密，有弹性，用手撕之，内有灰褐色棉絮状的丝状物。触之则孢子呈尘土样飞扬，手捻有细腻感。臭似尘土，无味。

大马勃：不孕基部小或无。残留的包被由黄棕色的膜状外包被和较厚的灰黄色的内包被所组成,光滑,质硬而脆,成块脱落。孢体浅青褐色,手捻有润滑感。

紫色马勃:呈陀螺形,或已压扁呈扁圆形,直径5～12 cm,不孕基部发达。包被薄,两层,紫褐色,粗皱,有圆形凹陷,外翻,上部常裂成小块或已部分脱落。孢体紫色。

【商品质量要求】干货、个大饱满、完整不破碎、黄褐色、松泡而有弹性者为佳。

【包装保管】装一号纸箱,内垫塑料布,放干燥风通风,防止受潮。

【显微鉴别】脱皮马勃:粉末灰褐色。孢丝长,淡褐色,有分枝,相互交织,直径2～4.5 μm,壁厚。孢子褐色,球形,直径4.5～5 μm,有小刺,长1.5～3 μm。

大马勃:粉末淡青褐色。孢丝稍分枝,有稀少横膈,直径2.5～6 μm。孢子淡青黄色,光滑或有的具微细疣点,直径3.5～5 μm。

紫色马勃:粉末灰紫色。孢丝分枝,有横膈,直径2～5 μm,壁厚。孢子紫色,直径4～5.5 μm,有小刺。

【理化鉴别】应符合《中国药典》2015年版马勃项下鉴别相关规定。

【检查】水分:取本品粉末0.5 g,照水分测定法(《中国药典》2015年版通则0832第二法),不得超过15.0%。

总灰分:取本品粉末0.5 g,照灰分测定法(《中国药典》2015年版通则2302)测定,不得超过15.0%。

酸不溶性灰分:取本品粉末0.5 g,照酸不溶性灰分(《中国药典》2015年版通则2302)测定,不得超过10.0%。

【浸出物】照醇溶性浸出物测定法(《中国药典》2015年版通则2201)项下的热浸法测定,用稀乙醇做溶剂,不得少于8.0%。

【功效】清肺利咽,止血。

2. 猪苓

【别名】野猪粪。

【来源】为多孔菌科真菌猪苓 *Polyporus umbellatus*（Pers.）Fries 的干燥菌核。

【生长环境】生长在山林中桦树、橡子树等的根上,喜在松软凸起不易长草的土壤中生长,雨季多在凸起处生有一茎多头蘑菇状的子实体。

【产地】主产于陕西、山西、湖南、河北、河南、云南及东北等地。

【采收季节】春、秋二季采挖,一般生长猪苓的地方,其土壤肥沃,发黑,雨水渗透也快,小雨后仍干燥。

【加工方法】刨出后,去净泥土砂石杂质晒干。

【药材鉴别】本品呈条形、类圆形或扁块状,有的有分枝,长 5～25 cm,直径 2～6 cm。表面黑色、灰黑色或棕黑色,皱缩或有瘤状突起。体轻,质硬,断面类白色或黄白色,略呈颗粒状。气微,味淡。

【商品质量要求】干货,个大,外黑褐色,光亮,断面粉白色,体轻质软,无杂质为佳。

【包装保管】装标准新麻袋。放干燥通风处,防止受潮。

【显微鉴别】本品切面:全体由菌丝紧密交织而成。外层厚 27～54 μm,菌丝棕色,不易分离;内部菌丝无色,弯曲,直径 2～10 μm,有的可见横隔,有分枝或呈结节状膨大。菌丝间有众多草酸钙方晶,大多呈正方八面体形、规则的双锥八面体形或不规则多面体,直径 3～60 μm,长至 68 μm,有时数个结晶集合。

【理化鉴别】供试品色谱中,在与对照品色谱相应的位置上,显相同颜色的斑点[《中国药典》2015 年版猪苓鉴别(2)]。

【检查】水分:不得超过 14.0%（《中国药典》2015 年版通则 0832 第二法）。

总灰分:不得超过 12.0%（《中国药典》2015 年版通则 2302）。

酸不溶性灰分:不得超过 5.0%（《中国药典》2015 年版通则 2302）。

【含量测定】照高效液相色谱法（《中国药典》2015 年版通则 0512）测定,本品按干燥品计算,含麦角甾醇（$C_{28}H_{44}O$）不得少于 0.070%。

【功效】利水渗湿。

第八章　动物类

1. 全蝎

【别名】全虫、蝎子。

【来源】为钳蝎科动物东亚钳蝎 *Buthus martensii* Karsch 的干燥体。

【生长环境】多穴居,喜栖于石缝或枯叶下,昼伏夜出,捕食昆虫及蜘蛛等运物。

【产地】主产于河南、山东、湖北、安徽、河北、辽宁等地。

【采收季节】清明至谷雨前后捕捉者,称为"春蝎",此时未食泥土,品质较佳;夏季产量较多,称为"伏蝎"。饲养蝎一般在秋季,隔年收捕一次。野生蝎在春末至秋初捕捉。

【加工方法】把蝎子捕捉回来,放在淡盐水内浸泡一天,再按每斤蝎子二两盐比例,放入锅内加水煮,煮至蝎子脊背凹下一条沟,或拿蝎子尾部,蝎头往上竖立,即可捞出,放在席上置通风处晾干。避免暴晒,否则体表有盐霜。

【药材鉴别】本品头胸部与前腹部呈扁平长椭圆形,后腹部呈尾状,皱缩弯曲,完整者体长约 6 cm。头胸部呈绿褐色,前面有 1 对短小的螯肢和 1 对较长大的钳状脚须,形似蟹螯,背面覆有梯形背甲,腹面有足 4 对,均为 7 节,末端各具 2 爪钩;前腹部由 7 节组成,第 7 节色深,背甲上有 5 条隆脊线。背面绿褐色,后腹部棕黄色,6 节,节上均有纵沟,末节有锐钩状毒刺,毒刺下方无距。气微腥,味咸。

【商品质量要求】干货、个大整齐不碎,色黄绿或绿褐色,无盐霜、杂质、不腐烂为佳。

【包装保管】装一号纸箱。放干燥通风处,防止受潮,虫蛀,鼠吃,腐烂。

【显微鉴别】本品粉末黄棕色或淡棕色。体壁碎片外表皮表面观呈多角形网格样纹理,表面密布细小颗粒,可见毛窝、细小圆孔和淡棕色或近无色的瘤状突起;内表皮无色,有横向条纹,内、外表皮纵贯较多长短不一的微细孔道。刚毛红棕色,多碎断,先端锐尖或钝圆,具纵直纹理,髓腔细窄,横纹肌纤维多碎断,明带较暗带宽,明带中有一暗线,暗带有致密的短纵纹理。

【检查】黄曲霉毒素:照黄曲霉毒素测定法(《中国药典》2015 年版通则 2351)测定。本品每 1 000 g 含黄曲霉毒素不得超过 5 μg,黄曲霉毒素 G_2、黄曲霉毒素 G_1、黄曲霉毒素 B_2 和黄曲霉毒素 B_1 的总量不得超过 10 μg 。

【浸出物】照醇溶性浸出物测定法(《中国药典》2015 年版通则 2201)项下的热浸法测定,用稀乙醇做溶剂,不得少于 20.0%。

【功效】息风镇痉,通络止痛,攻毒散结。

2. 桑螵蛸

【别名】刀螂子。

【来源】为螳螂科昆虫大刀螂 *Tenodera sinensis* Saussure、小刀螂 *Statilia maculata*(Thunberg)或巨斧螳螂 *Hierodula patellifera*(Serville)的卵鞘。以上 3 种分别习称"团螵蛸""长螵蛸"及"黑螵蛸"。

【生长环境】多数挂在树枝上。

【产地】主产于江苏苏州、徐州,浙江宁波、兰溪、金华,山东烟台等地,全国大部分地区亦产。

【采收季节】深秋至次春采收。

【加工方法】从树上摘下桑螵蛸,放在笼屉内蒸半小时,蒸透以杀死虫卵为度,取出晒干。

【药材鉴别】团螵蛸:略呈圆柱形或半圆形,由多层膜状薄片叠成,长2.5~4 cm,宽2~3 cm。表面浅黄褐色,上面带状隆起不明显,底面平坦或有凹沟。体轻,质松而韧,横断面可见外层为海绵状,内层为许多放射状排列的小室,室内各有一细小椭圆形卵,深棕色,有光泽。气微腥,味淡或微咸。

长螵蛸:略呈长条形,一端较细,长2.5~5 cm,宽1~1.5 cm。表面灰黄色,上面带状隆起明显,带的两侧各有一条暗棕色浅沟和斜向纹理。质硬而脆。

黑螵蛸:略呈平行四边形,长2~4 cm,宽1.5~2 cm。表面灰褐色,上面带状隆起明显,两侧有斜向纹理,近尾端微向上翘。质硬而韧。

【商品质量要求】干货、个整齐不碎,色黄褐,体轻而有韧性,无杂质。

【包装保管】装纸箱或麻袋,放干燥通风处,防潮。

【显微鉴别】本品粉末浅黄棕色。斯氏液装片,卵黄颗粒较多,淡黄色,类圆形,直径40~150 μm,表面具不规则颗粒状物或凹孔。水合氯醛装片,卵鞘外壁碎片不规则,淡黄棕色至淡红棕色,表面具大小不等的圆形空腔,并有少量枸橼酸钙柱晶;卵鞘内层碎片淡黄色或淡黄棕色,密布大量枸橼酸钙柱晶,柱晶直径2~10 μm,长至20 μm。

【检查】水分:不得超过15.0%(《中国药典》2015年版通则0832第二法)。

总灰分:不得超过8.0%(《中国药典》2015年版通则2302)。

酸不溶性灰分:不得超过3.0%(《中国药典》2015年版通则2302)。

【功效】固精缩尿,补肾助阳。

3.五灵脂

【别名】灵脂米、灵脂块。

【来源】为鼯鼠科动物复齿鼯鼠 *Trogopterus xanthipes* Milne-Edwards 的干燥粪便。

【生长环境】多栖息于有树的岩石陡壁石洞或石缝中。喜在晨昏或夜间活动,能滑翔和爬树。主要以柏树的种子及嫩叶为食,在洞穴附近或洞中,常见到灰褐色的粪便。

【产地】主产于河北、山西、甘肃。

【采收季节】全年采收。

【加工方法】在鼯鼠栖息的洞中或附近将粪便拣回,去净石块沙土、杂质,晒干,将米和块分开。

【药材鉴别】灵脂块:由多数粪粒凝结而成的不规则块状,表面棕黑色,黄棕色或红棕色,凹凸不平,有的有油润光泽,体轻质硬,断面纤维性,能清楚地看出粪粒的形状,气微臭,味苦。

灵脂米:粪粒呈长椭圆形,两端钝圆,表面灰褐色或棕色,断面纤维性。

【商品质量要求】干货、块大、黑棕色,油润有光泽。米粒整齐,表面黑棕色。体轻,断面黄褐色,无杂质为佳。

【包装保管】灵脂块和灵脂米分别装麻袋。放干燥通风处,防止受潮。

【功效】生用行血止痛,炒用止血。

附注:伪品山老鼠粪,区别特征:粪粒长形,黑色,两头尖。收购时注意鉴别。

4. 蜂 房

【别名】蜂子窝。

【来源】为胡蜂科昆虫果马蜂 *Polistes olivaceous*(DeGeer)、日本长脚胡蜂 *Polistes japonicus* Saussure 或异腹胡蜂 *Parapolybia varia* Fabricius 的巢。

【生长环境】胡蜂在树枝、石缝、房檐下做的窝。

【产地】全国均有，南方较多，均为野生。

【采收季节】全年采收，但常以秋、冬二季采收。

【加工方法】采回后去净死蜂、蜂屎和蜂卵，晒干。

【药材鉴别】本品呈圆盘状或不规则的扁块状，有的似莲房状，大小不一。表面灰白色或灰褐色。腹面有多数整齐的六角形房孔，孔径3～4 mm 或 6～8 mm；背面有 1 个或数个黑色短柄。体轻，质韧，略有弹性。气微，味辛淡。

【商品质量要求】干货、个整齐、色灰白、体轻质软而有弹性，无蜂卵及死蜂为佳。

【包装保管】装一号纸箱，放干燥通风处，防止受潮或压碎。

【检查】水分：不得超过 12.0%（《中国药典》2015 年版通则 0832第二法）。

总灰分：不得超过 10.0%（《中国药典》2015 年版通则 2302）。

酸不溶性灰分：不得超过 5.0%（《中国药典》2015 年版通则 2302）。

【功效】攻毒杀虫，祛风止痛。

附注：质酥脆或坚硬者或其他蜂子窝不能药用，收购时注意鉴别。

5. 刺猬皮

【别名】猬皮。

【来源】为刺猬科动物刺猬 *Erinaceus europaeus* L. 或短刺猬 *Hemiechinus dauuricus* Sundevall 的干燥外皮。

【生长环境】栖息于山地的灌木丛中或杂草丛中。

【产地】全国大部分地区均产，短刺猬主产于辽宁西部、河北北部、内蒙古东部草原等地。

【采收季节】全年四季均或捕捉，以秋季质量为好。

【加工方法】捕捉后,剥下皮去净残肉,钉在木板上,薄薄撒一层草木灰,放通风处晾干(不能在阳光下晒,以防走油而影响质量)。干后去净灰即可。

【药材鉴别】完整的皮呈多角形或呈条形,皮肉面灰白色。外表面密生锥形硬刺,黄白或灰白色,刺尖端呈焦黄色,有腥臭气味。

【商品质量要求】干货、以张大、刮净残肉油脂,刺毛整洁,不腐烂为佳。

【包装保管】装硬箱。放干燥通风处,防腐、防虫蛀。

【功效】固精缩尿,收敛止血,化瘀止痛。

6. 獾子油

【来源】为鼬科动物狗獾 *Meles leucurus*(Hodgson)(*Meles meles* Linnaeus)的脂肪油。

【生长环境】栖于深山灌木丛中、掘洞而居。

【采收季节】冬季捕捉,脂肪肥厚。

【加工方法】捕捉后,剥下皮,割下脂肪油,切成小块入锅中炼油。火要均匀、不宜大、否则油变黑黄色,炼好后去净渣子即可。

【商品质量要求】油洁净,白色或浅黄白色,成块状,无渣子和杂质。色黑黄或老黄色不收购。

【包装保管】装专用的铁桶内,放阴凉处。

【功效】治中气不足,子宫脱垂,咳血,疥癣,白秃,烫伤,冻伤。

中药名称笔画索引